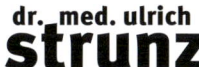

dr. med. ulrich
strunz

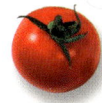

wieso macht
die tomate dick?

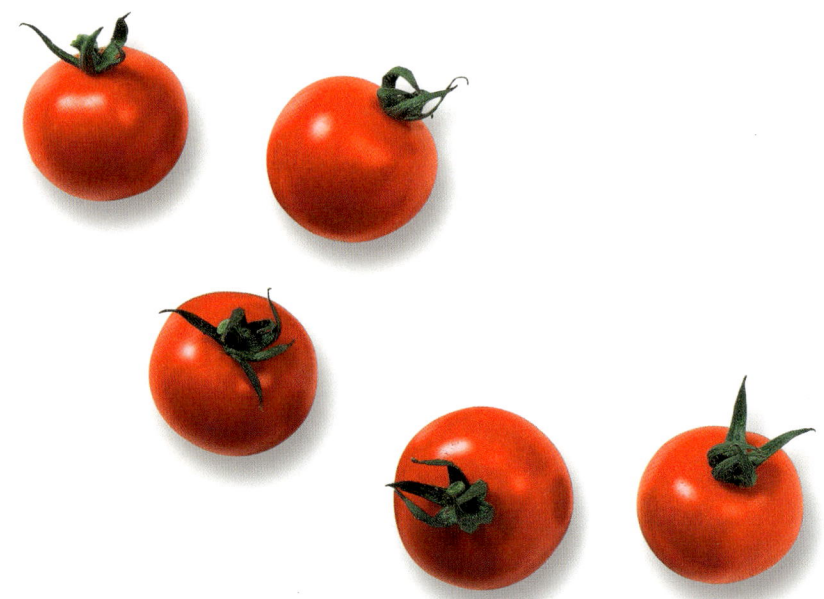

dr. med. ulrich
strunz

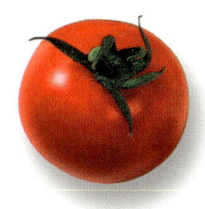

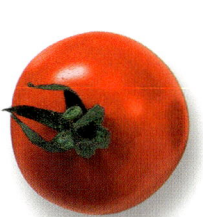

wieso macht die tomate dick?

schlank und fit für immer –
kohlenhydrate aufspüren
und austricksen

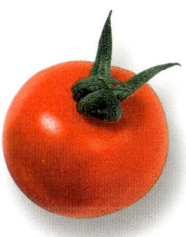

HEYNE ‹

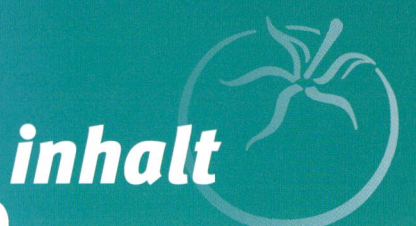

inhalt

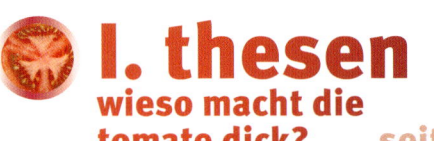

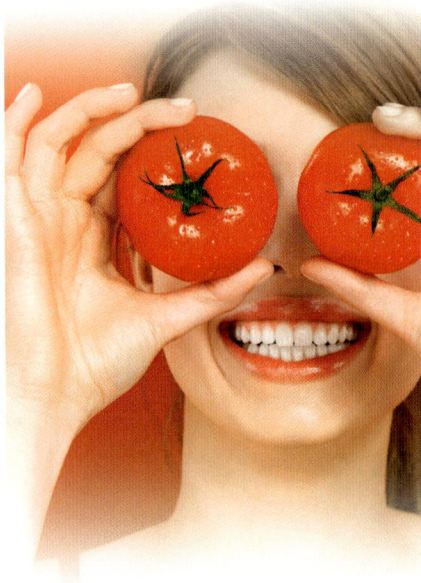

I. thesen
wieso macht die tomate dick?   seite 22

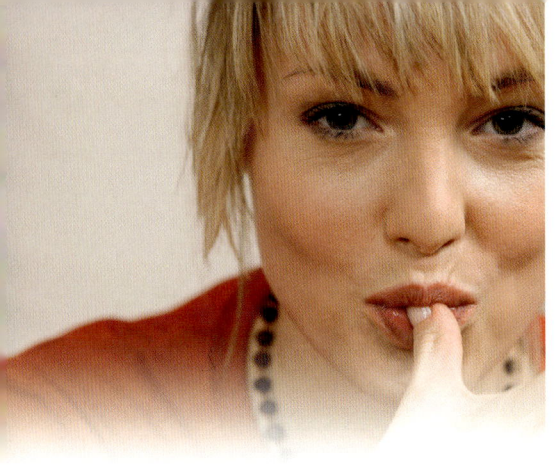

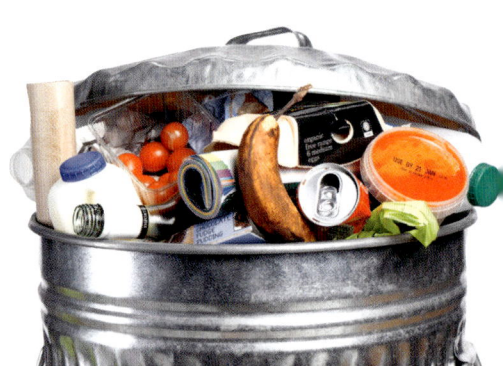

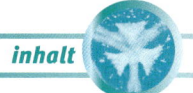

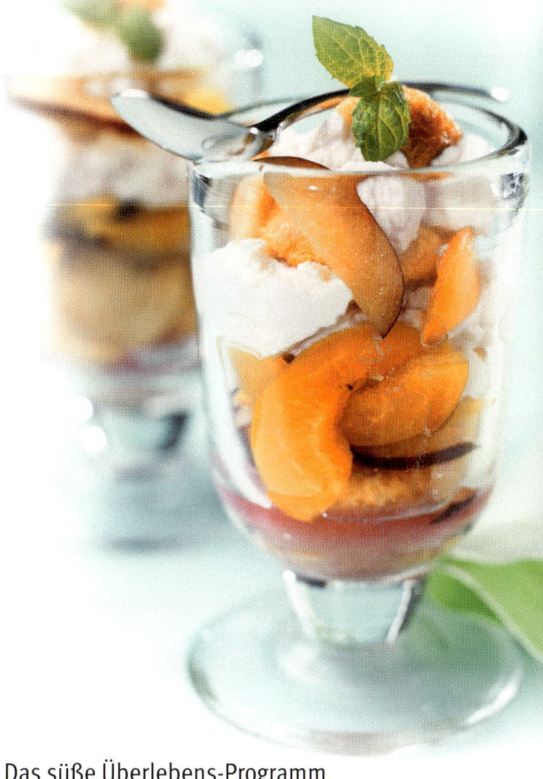

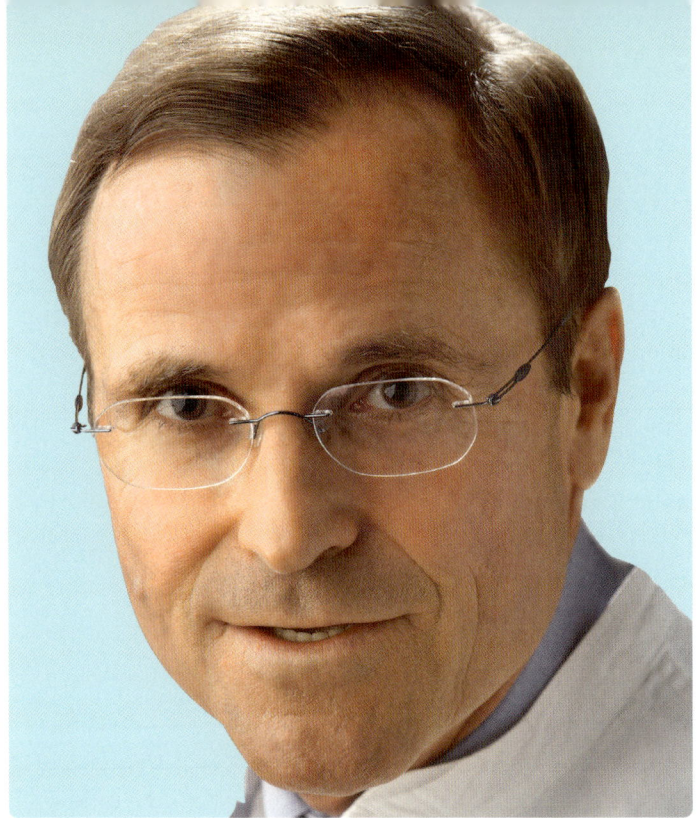

vorwort

Wollen Sie lang leben? Gesund leben? Fröhlich leben? Dann lassen Sie sich verblüffen: Verwöhnen Sie Ihre Gene! Essen Sie, genießen Sie ab sofort genetisch korrekt – so wie Ihre Gene es seit Hunderttausend, ja Millionen Jahre gewohnt waren. Dann und nur dann fühlen Ihre Gene sich wohl. Und Ihr Körper blüht auf.

Sie finden Ihr Glück und Ihre Gesundheit tatsächlich im Leben, in den Genen Ihrer Vorfahren, der Jäger und Sammler. Die hatten exakt die gleichen Gene wie Sie. Und die haben Eiweiß gegessen und Fett. Und ein paar süße Früchte. Aber eben kein Brot, keine Nudeln, keine Kartoffeln, keinen Zucker, kein Cola … keine leeren Kohlenhydrate.

Meine traurige Vermutung: 97 Prozent der Bevölkerung wissen gar nicht, was Kohlenhydrate sind. Wie folgende Geschichte im Bio-Reformladen zeigt. Kundin, geschätzte 90 Kilogramm, auffällig blass, fragt die Chefin an der Kasse: »Das Maismehl, enthält das Kohlenhydrate?« Antwort der kundigen Chefin des Bio-Reformladens: »Da bin ich jetzt fei überfragt.« Im echt Nürnberger Dialekt. Alltag in Deutschland. Und daraus wächst Leid: Übergewicht, Diabetes, Herzinfarkt, Krebs, Demenz ...

Sie zumindest sind künftig nicht überfragt. Sie wissen. Wissen jetzt, dass nicht Eiweiß die Niere kaputt macht, sondern Mehl. Sie wissen, ob die Tomate dick macht. Ob der Körper Brot braucht, ob der Sportler Nudelpartys feiern sollte, warum Eier mit Speck nicht auf die Hüfte springen und warum Apfelschorle die Fettverbrennung stoppt. 70 Thesen klären Sie auf. Machen Sie zum Kohlenhydrat-Experten. Den Rest können Sie in der Tabelle mit über 400 Lebensmitteln ab Seite 144 nachschlagen. Und Sie wissen nicht nur, Sie spüren auch. Sie spüren mit unseren Rezepten ab Seite 112, wie gut es tut, wenn man leere Kohlenhydrate mal eine Zeit lang vom Speiseplan streicht – und wie herrlich das schmecken kann.

Die wichtigste These nehme ich gleich mal vorweg: Das Geheimnis ewig junger, immer fitter, ständig fröhlicher, stets gesunder Menschen ist ebenso schlicht wie genial: viel Eiweiß, gesundes Fett, kaum Kohlenhydrate. Nicht einfach glauben. Kommen Sie mit. Probieren Sie es aus und ... beginnen Sie ein neues Leben!

Viel Spaß und Gesundheit
wünscht Ihnen Ihr

U. Struns

wieso macht die tomate dick

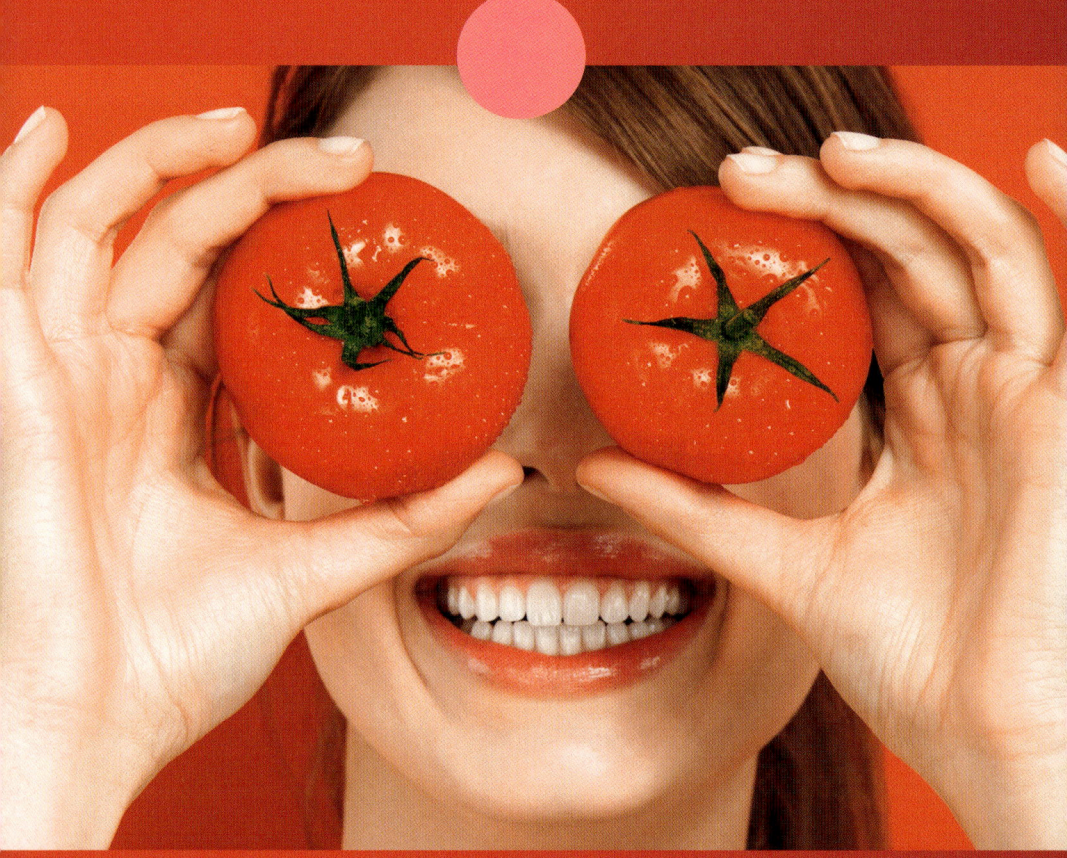

...und **69** weitere Fragen, Irrtümer und Mythen zum Thema Kohlenhydrate.

Schokolade macht glücklich. Spiegeleier mit Speck machen **dick.** Alle Kinder brauchen ein Pausenbrot. Eiweiß macht die Nieren kaputt. **Nur Zucker liefert schnelle Energie.** Knödel sind am Schnarchen schuld. Katzenfutter ist gesünder.

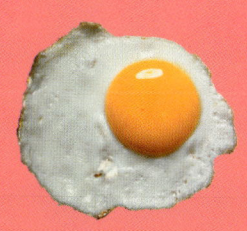

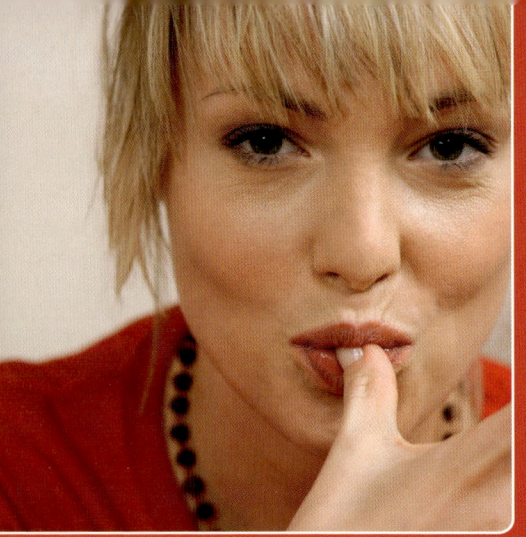

isst der mensch, was er ist?

Nein. Nein, denn er isst kein Eiweiß. Er isst Industriemüll. Warum? Was die Ernährung betrifft werden uns so viele Märchen erzählt. Von Ökotrophologen, von Esspäpsten, von Behörden, von Ärzten ... Manche lügen bewusst, und viele wissen es einfach nicht besser. In diesem Kapitel lesen Sie, warum der Mensch ist, was er isst, ob man ohne Brot leben kann, warum die Nudel zu Fett wird – und warum »Paläos« länger leben.

these› **Der Mensch ist, was er isst.**

1

Stimmt genau. Kennen Sie. Sie essen Mamas Braten. Fühlen sich müde und geknödelt. Sie tun das 40 Jahre lang. Und haben inzwischen die Fettwerte des Bratens, die Form der Beilage und ähnlich viel Leben in den Knochen ...

72 Prozent der täglichen Nahrung sind Müll. Das Problem ist nur, dass Sie sich immer wieder verführen lassen. Vom süßen Fruchtjoghurt, den leckeren Nudeln, dem röschen Vollkornbrötchen ... Was alle essen, was uns die Ernährungsexperten empfehlen, kann doch nicht wirklich schaden? Das ist doch das, was sogar bei vielen Diäten ganz oben auf dem Speiseplan steht? Tja.

Sie wissen, dass ich einen Gutteil unseres heutigen Essens mit dem Wort »Müll« bezeichne. Ganz bewusst. Weil ich Sie nicht nur sensibilisieren, sondern weil ich auch Gefühle in Ihnen wecken möchte. Gefühle, nicht Ihr kühler Verstand, bestimmen Ihr Essverhalten. Nicht umsonst stand an der Spitze der Deutschen Gesellschaft für Ernährung (DGE) jahrelang ein Psychologe.

Müll also. Neumodischer Müll. Über diese Tatsache denken auch andere Menschen nach. So der amerikanische Ernährungsforscher Prof. Loren Cordain. Der doch tatsächlich einmal ausgerechnet hat, wie viel Prozent Ihrer täglichen Nahrung Müll ist. Spannend! Er kommt tatsächlich auf 72 Prozent.

72 Prozent Ihrer täglichen Ernährung hat es bis vor sehr kurzer Zeit in der menschlichen Ernährung »gar nicht gegeben«. Ist neu hinzuerfunden. Und hat uns die Zivilisationskrankheiten beschert, vom Alzheimer bis zum Krebs.

Prof. Cordain nennt auch die Hauptschuldigen:

» Milchprodukte
» Getreideprodukte
» Zucker

Und erklärt noch einmal ganz geduldig, dass es z. B. Milchprodukte erst seit gut 10 000 Jahren gibt. Nennt man Viehzucht. Seit 10 000 Jahren … Die Menschheitsgeschichte begann vor 4,4 Millionen Jahren. Bedenken Sie bitte die Relation. Ein Wimpernschlag also.

Getreide gibt es auch erst seit 10 000 Jahren. Nennt man Ackerbau. Erst der Ackerbau hat die Überbevölkerung der Erde ermöglicht. Und geht einher mit einem »deutlich spürbaren Qualitätsverlust der Nahrung«. Die Menschen wurden kleiner, die Säuglingssterblichkeit stieg an, die Lebenserwartung verringerte sich, Infektionskrankheiten nahmen zu, Knochen wurden brüchiger, Karies kam auf (zitiert nach M. N. Cohen:

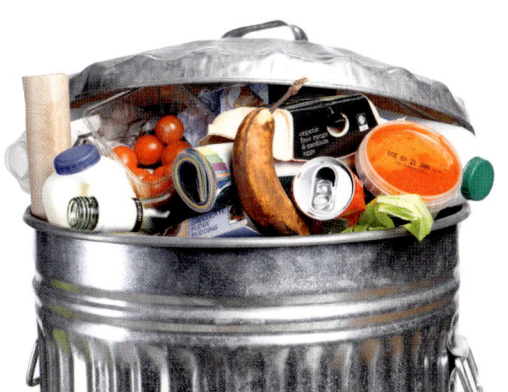

Food and Evolution. Philadelphia 1987). Kleiner! Kurzlebiger! Kränker! Das tun Kohlenhydrate!

Zucker gibt es in dieser Form erst rund 200 Jahre. Ein billiges Kohlenhydrat, das die heutige Ernährung prägt. Und Krebszellen ernährt. Wenn es stimmt, dass der Mensch ist, was er isst, wenn es stimmt, dass wir zu 72 Prozent Müll essen, dann ... denken Sie bitte selbst weiter.

these› **Wir brauchen viel Getreide**
2 und Kartoffeln.

Oje. Ein Rat der DGE. Eine andere Sicht des Lebens hat die junge Nachwuchsschauspielerin Jessica Lara aus den USA. Oscarverdächtig. Schon mit zwölf Jahren hatte sie es verstanden. Ein außergewöhnlich wacher junger Mensch. Sie erzählt uns, dass sie in Mississippi und Texas aufgewachsen sei. Ihre Mutter jobbte bei Mc Donalds, brachte häufig Burger mit nach Hause. Ihre ganze Familie sei übergewichtig gewesen, stöhnt sie. Und meint: *»Ich wollte gesünder leben und fing schon mit zwölf Jahren an, für mich selbst zu kochen. Ich verbannte damals Kohlenhydrate von meinem Speiseplan, setzte auf Gemüse und Eiweiß. Mein Lieblingsgericht: Gegrillte Hähnchenbrust mit Salat.«* Solche lebensentscheidenden, solche zentralen, solche jedes medizinische Lehrbuch weit in den Schatten stellende Sätze lesen Sie also in irgendwelchen bunten Jungmädchen-Zeitschriften. An jedem Kiosk erhältlich. Jeder deutsche Professor würde diese Blättchen wohl als »dumm und überflüssig« bezeichnen.
Ich weiß nicht. Ich befrage einfach heute (heute!) unsere staatliche DGE, verantwortlich für die Ernährung in Deutschland. Im Internet. Dort finden wir die »10 Regeln für gesunde Ernäh-

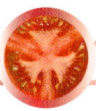
rung«. Und Regel Nr. 2 heißt **Getreide mehrmals am Tag und reichlich Kartoffeln.**

Ein von deutschen Professoren erdachter und überwachter Satz. Selbstverständlich außerordentlich klug und evidence-based. Nur: Wir Deutschen sind das dickste Volk Europas.

Sehen Sie, ich bin ein einfacher Mensch. Auf dem Bauernhof groß geworden. Ich guck mir einfach die Lebenserfahrung eines zwölfjährigen Mädchens und die wissenschafts-schweren Sätze von deutschen Professoren an. Und vergleiche das Resultat.

Vielleicht sind so bunte Teenager-Blätter doch gar nicht so schlecht ... Vergleichsweise.

schlau macht schlank

Woher holt sich der Körper Energie?

Wir besitzen zwei Energietanks: 500 Gramm Zucker in Muskel und Leber. Und einige Kilo Fett. Mancher mehr, mancher weniger. Der Muskel bedient sich immer aus beiden Tanks. Zucker und Fett. Nur den einen benutzt er mehr, den anderen weniger. Der Zuckertank reicht zwei Stunden. Der Fetttank in der Regel länger als man sich wünscht. Nun kann man dem Muskel verordnen: Verbrenne mehr Fett. Das will der Abnehmer. Und der Leistungssportler. Das geht ganz einfach, indem man eine Zeit lang keine Kohlenhydrate isst. Und danach: Nur die Mengen, die der Muskel verbrennt. Sie verstehen sicher, dass ein Bauer der elf Stunden auf dem Feld ackert mehr Brot und Kartoffeln essen kann, als ein sitzender Ingenieur, der täglich seine halbe Stunde läuft.

these› Zucker ist lebenswichtig.

3

Im Gegenteil. Schon 1776 stellte der bekannte Ökonom Adam Smith weitsichtig fest, dass »Zucker, Rum und Tabak äußerst geeignete Ziele der Besteuerung«seien. Denn diese Güter würden großflächig konsumiert, seien aber keinesfalls lebenswichtig. Bei den Genussgiften Nikotin und Alkohol folgte man seinem Rat. Die deutsche Zuckersteuer freilich wurde 1993 abgeschafft. Abgeschafft.

In USA wird die Zuckersteuer jetzt wieder angeschafft. Als Strafsteuer. Das wird die Zuckerindustrie wieder auf den Plan rufen. Die beweisen will, dass Zucker ganz unbedingt und dringend lebensnotwendig sei. Wetten? Unterschätzt mir bitte die Zuckerindustrie nicht! Zur Erinnerung an Fakten und Wahrheit lassen Sie mich bitte zitieren aus »Die Zeit« vom 20. 5.2009:

 schlau macht schlank

Man kann Zucker meiden?

Freilich kann man Zucker meiden, wenn man weiß, dass das alles Zucker/Kohlenhydrate heißt: Vollrohrzucker, Vanillezucker, Puderzucker, Weißzucker, Würfelzucker, Mono-, Di- und Poly-Saccharide, Saccharose, Cellulose, Glukose, Glukosesirup, Isoglukose (Maisstärke), Lactose (Milchzucker, besteht aus Glucose und Galaktose), Dextrose, Fructose (oder Laevulose), Sorbit, Hexosen (Sammelbegriff für die gebräuchlichsten Zuckerarten), Maissirup, Maltodextrin (Stärkezucker), Maltose (Malzzucker), Mannit und Xylit (Zuckeralkohol), Glycerin (dreiwertiger Alkohol), Melasse (z. B. Zuckerrohrsirup), Ahornsirup, Rübensirup, Birnendicksaft, Reisstärke, modifizierte Stärke, Kartoffel- und Tapiokstärke.

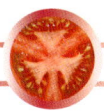

»*Entgegen den Beteuerungen der Lobbyisten braucht der Körper keineswegs Kohlenhydrate – und Zucker schon gar nicht ... Der Mensch hat Hunderttausende Jahre fast nur von Eiweiß und Fett gelebt. Daraus stellt der Organismus im Handumdrehen so viel Zucker her, wie er benötigt. Ohne diese Fähigkeit hätte der Homo sapiens die Steinzeit erst gar nicht überlebt. Kohlenhydrate lieferten vor der Agrarwirtschaft nur wilde Gräser und Wurzeln, manchmal auch Bienenvölker.*«

Wir sollten uns auf die Grundlagen rückbesinnen. Es wird wirklich Zeit. Für jeden von uns. Die Finanzkrise sollte doch Anstoß genug gewesen sein. Kohlenhydrate sind eine riesige Luftblase. Jeder Zivilisationskranke, jeder Krebstote zeigt uns, dass Luftblasen unbekömmlich sind.

these › 4 Keine Kohlenhydrate heißt: Man muss Fett und Fleisch essen.

Nööh. Es gibt die verschiedensten Formen, sich kohlenhydratarm zu ernähren. Nicht zwangsläufig mit Speck und Sahne. In der Krebsbehandlung setzt man in der Erfahrungsmedizin (nicht in der Schulmedizin!) seit langem kohlenhydratarme Ernährungsformen ein. Zum Beispiel die Gemüsesäfte von Breuss, oder nach Dr. Budwig Quark mit Leinöl, die Öl-Eiweiß-Diät ohne Fleisch und Fisch, oder nach Max Gerson pflanzliche Frischkost, Enzyme, rohe Leber (allerdings schwer umstritten) oder Wildkräuter und rohe Urkost nach Konz ...

Alle diese Therapeuten veröffentlichten Erfolge mit ihren Diäten. Na ja, und dann gibt es da noch ein paar andere Ärzte in unserer Zeit, die propagieren tierische Fette in Maßen, setzen eher auf Eiweiß (Fisch, Geflügel, Sojapulver oder Tofu), auf die Heilkraft pflanzlicher Öle, auf Fischfett (Omega 3). Und versprechen so wunderbare Dinge wie: Forever Young. Aber auch die sagen: null Kohlenhydrate. Erst mal.

5 Ein Leben ohne Brot kann heilsam sein.

Stimmt. Es gibt eine Liste von Ärzten, die Kohlenhydrate vom Speiseplan streichen und damit schwere Krankheiten heilen – seit etwa 5000 Jahren von Herodot über Lutz zu Coy. Aus dem einfachen Grund: Genetisch haben wir den Sprung vom Jäger zum Ackerbauer noch nicht geschafft. Wir sind an die viele Stärke, Brot, Reis, Kartoffeln, Zucker, noch nicht angepasst. Diese Kohlenhydrate werden (über Insulin) zu Fettpolstern und über Triglyceride zu Fettleber und Herzinfarkt.

Zu viele Kohlenhydrate sind die Ursache von Zivilisationskrankheiten von Übergewicht über Diabetes zu Arteriosklerose, Schlaganfall, Herzinfarkt, Krebs. Zucker und Getreide belasten auch die Leber, die Bauchspeicheldrüse, den Darm. Nahrungsmittelunverträglichkeiten wird man am leichtesten los, wenn man erst mal die Kohlenhydrate vom Speiseplan streicht.

Mit einem »Leben ohne Brot« heilte Dr. Wolfgang Lutz

Tausende seiner Patienten. Leider starb dieser geniale Arzt 2010. Dr. Lutz dachte so: *»Einen Forscher und Zweifler kann das am meisten überzeugen, was er an sich selbst feststellt.«* Er litt im Alter von 45 an schwerer Hüftarthrose, Gicht im Zeigefinger, Müdigkeit – chronisch würde man heute sagen – und Haarausfall. Bekam er weg, mit einem Leben ohne Brot.

Die Bücher des Polen Dr. Jan Kwasniewski »Optimale Ernährung« haben in den 60-iger Jahren weltweit zwei Millionen Menschen zum Verzicht auf den Verzehr von Kohlenhydraten und viel tierischer Fette bekehrt. Während seiner vierzigjährigen ärztlichen Praxis hat Kwasniewski Hunderttausende von Patienten von den verschiedensten Krankheiten kuriert – Arteriosklerose, Gicht, Herzleiden, Übergewicht, Multiple Sklerose (MS). Und seine Schweinekopf-Diät ist weitaus schockierender als die Diät von unserem weltbekannten Dr. Atkins.

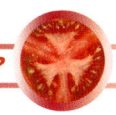

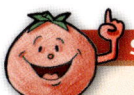

schlau macht schlank

Braucht der Körper Kohlenhydrate?

Wir haben nun festgestellt: Der Mensch ist, was er isst. Unsere Oberste Ernährungsbehörde empfiehlt viel Kartoffeln und Brot. Die Industrie möchte, dass wir Zucker als etwas Lebensnotweniges verstehen. Es bedarf ein wenig Aufklärung:

Was sind Kohlenhydrate? Der Chemiker sieht einen Ring mit Kohlenstoff- und Wasserstoff-Atomen. Wir sehen Zucker, Brot, Nudeln, Kartoffeln, Knödel, Müsli, Süßes, Obst. Auch in Milch und Fleisch stecken ein bisschen Kohlenhydrate. Kohlenhydrate aus dem Essen – egal ob Fruchtzucker aus dem Apfel oder das Glykogen aus dem Fleisch oder Milchzucker aus der Milch oder Stärke aus der Kartoffel, dem Brot oder der Nudel oder Haushaltszucker aus dem Streuer, dem Softdrink oder der Schokolade oder Malzzucker aus dem Bier – werden im Mund, im Darm, in der Leber zu lauter kleinen Glucosemolekülen gespalten und wandern ins Blut.

Auch die Kartoffel ist Zucker? Natürlich. Alle Kohlenhydrate werden im Körper von Enzymen zu Traubenzucker gespalten und wandern ins Blut.

Braucht der Körper Kohlenhydrate? Da Kohlenhydrate kein Baustoff sind sondern nur Energie liefern – pro Gramm 4,1 kcal – brauchen wir sie theoretisch gar nicht. Weil der Körper Notprogramme kennt, um aus Fett Kohlehydrat-Ersatz zu schaffen. Und auch aus dem Muskel. Das was der Körper an Kohlenhydraten brauchen kann, steckt in Gemüse, Fleisch, Milch, Früchten drin.

Zucker hat viele Namen? Vorsicht: Fertigprodukte enthalten meistens Zucker. Auf dem Etikett steht: Saccharose, Maltose, Glucosesirup, Hexose, Instantzucker, Invertzucker, Kandisfarin, Maissirup, Maltodextrin, Malzzucker, Melasse, Raffinade, Rübenzucker, Sirup, Sorbit, Stärkesirup, Stärkezucker, Xylit, Zuckeralkohole, Zuckercouleur, Maisstärke, Stärke. Mehr stand Seite 16.

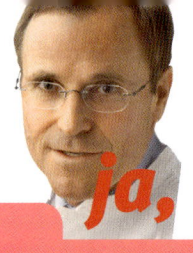

ja, das weiß doch keiner!

● ● ● dass 100 Gramm süße, buttrige Vanillekipferl ungefähr 40 Gramm Kohlenhydrate (KH) haben und damit halb so viel wie die gleiche Menge Cornflakes.

● ● ● dass man den Tagesbedarf an Kohlenhydraten fürs Gehirn decken kann mit 150 Gramm Lebkuchen, Spekulatius oder Kokosmakronen.

● ● ● dass Bitterschokolade um 20 Prozent weniger Kohlenhydrate enthält als Vollmilchschokolade.

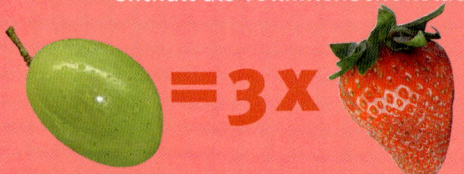

● ● ● dass eine Traube dreimal so viel Zucker enthält, wie eine Erdbeere.

● ● ● dass die rote Paprika süßer schmeckt als die grüne, weil sie mehr als doppelt so viel Kohlenhydrate enthält, nämlich 6,4 Gramm KH/100 Gramm. Die grüne: 2,9 Gramm.

● ● ● dass 100 Gramm Pflaumenmus 48 Gramm Kohlenhydrate liefern, dieselbe Menge Marmelade aber 70 Gramm, Nussnougatcreme sogar 74 Gramm.

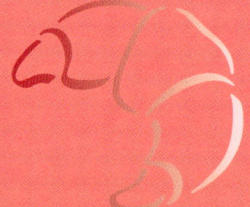

● ● ● dass vier dünne Scheiben Knäckebrot mehr Kohlenhydrate (30 Gramm) enthalten als ein kleines Croissant (15 Gramm KH).

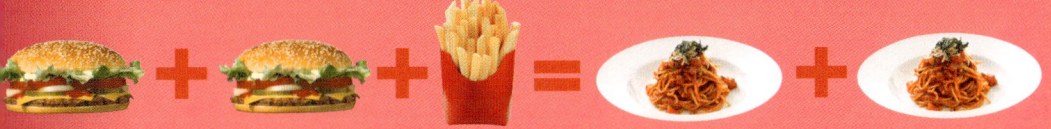

● ● ● dass zwei Hamburger und eine mittlere Portion Pommes 100 Gramm Kohlenhydrate haben? Das entspricht zwei großen Tellern Spaghetti Bolognese.

● ● ● dass in einem mittelgroßen Apfel mehr Kohlenhydrate stecken (16 Gramm) als in einer Handvoll Heidelbeeren (9 Gramm KH).

● ● ● dass 150 Gramm Nudeln, Couscous oder Reis parboiled fast doppelt so viele Kohlenhydrate (42 Gramm) enthalten wie die gleiche Menge Pellkartoffeln (22 Gramm).

● ● ● dass ein Stück Zwetschgenkuchen aus Hefeteig mehr Kohlenhydrate besitzt (29 Gramm) als dieselbe Menge an Biskuitrolle mit Erdbeersahne (23 Gramm).

● ● ● dass in einer 100 Gramm-Tafel Schokolade bis zu 60 Gramm Kohlenhydrate stecken. In derselben Menge Eiscreme 30 Gramm.

● ● ● dass 100 Gramm Erdnussflips deutlich weniger Kohlenhydrate liefern (28 Gramm) als Kräcker (55 Gramm KH).

● ● ● dass ein Glas Bier 20-mal so viele Kohlenhydrate liefert (10 Gramm) als dieselbe Menge trockener Weißwein (0,5 Gramm KH).

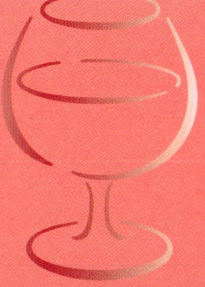

these> 6 Das Gehirn kann ohne Zucker nicht leben.

Falsch. Klar: Der Mensch braucht ein bisschen Zucker, damit Gehirn und Nerven richtig arbeiten können und damit er mit schnell aktiven Muskeln dem Bus hinterher sprinten kann. Kohlenhydrate liefern Energie. Aber im Blut ist immer ein Vorrat. Traubenzucker, Glucose genannt, schwimmt permanent im Blut. Damit die Gehirnzelle und die Muskelzelle schnell versorgt werden können. Geht der Vorrat im Blut aus, spendet die Leber neuen Zucker aus ihren Vorräten. Damit das Gehirn ja immer seinen Zucker kriegt. Wenn wir keine Kohlenhydrate essen, dann schaltet der Körper auf den Abbau von Fetten um. Das Gehirn ernährt sich von Ketonkörpern. Diesen Fasten-Stoffwechsel können wir klug nutzen, um abzunehmen.

Sie sollten mal ausprobieren, wie sich der Kopf anfühlt, wenn Sie mal eine Woche lang auf Kohlenhydrate verzichten. Leicht! Voller Energie. Proppevoller guter Gedanken. Fröhlich ...

Ab Seite 112 startet unsere Schnupperwoche. Einfach mal ausprobieren!

Wenn Sie krank sind, z. B. schon Diabetes haben, dann besprechen Sie das vorher natürlich erst einmal mit Ihrem Arzt.

these> 7 Die Nudel wird zu Fett auf der Hüfte.

Ganz genau! All die Kohlenhydrate, die wir essen und nicht im Muskel verbrennen, baut der Körper in Fett um. Damit die Nudel nicht auf der Hüfte landet, können Sie zwei Dinge tun:
» sie nicht essen.
» sie verbrennen.
Dazu erzähle ich Ihnen eine Geschichte von einer klugen Leserin. Kohlenhydrate sind nämlich etwas Herrliches. Etwas Wunderschö-

nes, wenn man weiß, wie man mit ihnen umzugehen hat. Sie sind ja überall, z. B. auch in Vitaminpäckchen. Die Leserin schrieb:

»Das enthält ja Zucker! Sogar Traubenzucker! Zwölf Gramm pro Beutelchen. Das ist ja furchtbar. Was meinen denn Sie dazu, Herr Dr. Strunz?«

Kann ich Ihnen sagen: Wir Menschen leben jeder in seinem eigenen Kokon. In unserer eigenen Gedanken- und Erlebniswelt. Und deshalb interpretieren wir die gleichen Fakten eben immer ganz unterschiedlich. Klassisches Beispiel oben: Leider, leider sei ja Zucker im Vitalsstoffbeutel.

Für mich: Herrlich! Denn ich brauche ja täglich mindestens zwei Beutel. Die tu' ich in eine Ein-Liter-Plastik-Radflasche und fülle mit Wasser auf. Und die Flasche kommt an ein Mountainbike mit Straßenbereifung, also glatt. Und dann gondele ich an den Kanal. Den Donau-Main-Kanal. Und dann halt ich den nassen Finger in die Luft. Da wo der Finger kühl wird, kommt der Wind her. Das ist die Richtung. Und dann geht's los: Das große Blatt, Schalten verboten, volle Kraft von Anfang an, und das ganze zwei Stunden. Nenne ich Berg-Einzelzeitfahren. Machen die Profis auch. Bei der Tour de France nach Alpe d' Huez. Die aber nur 45 Minuten. Ich zwei Stunden. Mindestens. Täglich.

Dabei verbrauche ich über 1600 Kalorien. Und die 2 x 12 Gramm Traubenzucker sind 96 Kalorien. 1600 gegen 96. Muss ich weiter reden?

Entweder Sie verzichten auf Kohlenhydrate oder Sie treiben Sport. Aber ausdauernd. Aber intensiv. Hat die junge Dame (erster Satz oben) verstanden. Und verwendet die Vitalstoffbeutelchen ab jetzt auch … bewusst.

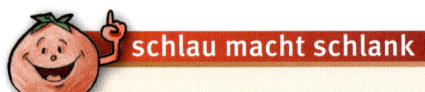

Die Lebens-Pyramide

Wie unser Stoffwechsel betankt werden möchte? Ganz einfach:

Baustein 1 ist die Basis – das Sammlerprogramm

Vor allem Obst und Gemüse. Also Vitamine, Mineralien und Ballaststoffe. Und das ist neu: Gesundes Fett aus Olivenöl, aus der mediterranen Ernährung gehört mit zur Basisernährung!

Bausteine 2 und 3 – das Jagd- und Eiweißprogramm

Auch das ist ganz neu: Mehr eiweißhaltige Lebensmittel! Mageres Fleisch, magere Milchprodukte, Tofu, Hülsenfrüchte und Nüsse.

Dann erst kommt Baustein 4 – das Vollwertprogramm aus der Ackerbauzeit

Die ist ja erst 10 000 Jahre alt. Die unraffinierten Kohlenhydrate. Vollkornbrot, italienische Hartweizengriesnudeln, Vollkornreis, Müsli.

Und ganz oben auf der Pyramide – das »Bitte-vermeide-mich«-Programm

Dort stecken die schnellen Kohlenhydrate. Davon sollten Sie so wenig wie möglich essen, obwohl die Deutsche Gesellschaft für Ernährung (DGE) diese, trotz der neuen Forschung, immer noch als Basis empfiehlt. Dazu zählen Brot (aus Auszugsmehl), Kartoffeln, geschälter Reis – also die typischen Beilagen zum warmen Essen. Vermeiden Sie gezuckerte Fertigprodukte, vom gezuckerten Joghurt über den Softdrink bis zum Riegel. Mehr dazu finden Sie in der Tabelle ab Seite 144.

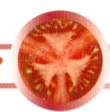

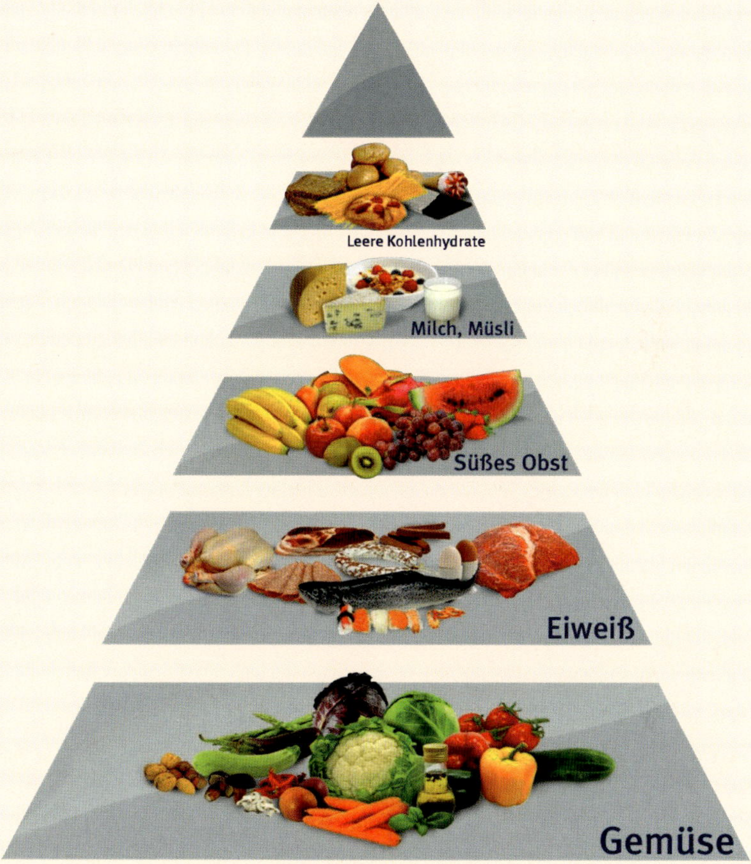

Leere Kohlenhydrate

Milch, Müsli

Süßes Obst

Eiweiß

Gemüse

Man soll essen, wie der Steinzeitmensch.

8

Genetisch korrekt! Wir ignorieren gerne, was uns gut tut. Wir essen Pommes. Pizza. Burger. Spülen das Ganze mit Cola hinunter. Und wundern uns, wenn wir immer voluminöser und schwabbeliger werden. Schlapper. Kränker. Es liegt doch offensichtlich auf der Hand, dass künstliche Kohlenhydrate unsere Gesundheit kaputt machen. Dass Gemüse, Nüsse, Obst und Eiweiß die korrekte Ernährung für unsere zivilisierte Welt sind. Und trotzdem fordern Ernährungsmediziner Studien. Immer noch mehr. Immer noch längere. Um endlich die Wahrheit über das richtige Essen herauszufinden.

Die längste Ernährungsstudie, die ich kenne, umfasst 2,5 Millionen Jahre. Begann vor etwa 2,5 Millionen Jahren und endete vor etwa 10 000 Jahren. Umfasst die Zeit, als der Mensch groß wurde. Als er täglicher körperlicher Anstrengung durch lange Perioden von Dürre, Hunger und Entbehrung gehen musste. Zäh und ausdauernd wurde.

Und was hat er damals gegessen? Fachmann dafür ist Professor L. Cordain, Physiologe an der Colorado State University. Der hat dieser Frage sein ganzes Leben gewidmet. Seine Forschungsergebnisse lassen sich in sechs Statements zusammenfassen:

» Mageres Fleisch von wilden Tieren war Hauptbestandteil der Ernährung.

» Es wurde kein Getreide gegessen, es gab keinen Ackerbau. Wilde Gräser waren ein seltener Notbehelf.

» Es gab keinen raffinierten Zucker, nur ganz selten etwas Honig.

» Steinzeitmenschen konnten keine Milchprodukte essen. Auch Ihnen würde es kaum gelingen, ein großes wildes Tier lebend zu fangen und es dann auch noch zu melken!

» Kohlenhydrate lieferten ausschließlich wilde Früchte und Gemüse. Deshalb war der Anteil an Kohlenhydraten sehr viel geringer als heute.

» Fett gab es überwiegend in Form von Omega-3-Fetten. Den mehrfach ungesättigten Fettsäuren, die uns jung und gesund halten, die heute nur noch in Wild, fettem Seefisch und Bioprodukten stecken.

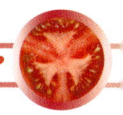

So sollten auch Sie essen. Ich nenne das genetisch korrekte Kost. Essen, das zu uns passt. Zu unseren Genen. Dieses Wissen finden Sie zusammengefasst in der neuen Lebens-Pyramide auf S. 25.

these› Ganz und gar muss man auf 9 Kohlenhydrate aber nicht verzichten.

Klar! Ich nenne Ihnen jetzt einfach Mal eine Zahl: 75. Oder eine Formel: Ein Gramm Kohlenhydrate/ Kilogramm Körpergewicht. Wenn Sie täglich nicht mehr als Pi mal Daumen 75 Gramm Kohlenhydrate aufnehmen, dann schaltet der Körper um auf die Verbrennung von Fett. Nennt man Ketose. Und die Menschen, die das tun, nennen sich Ketarier. Bei drei Mahlzeiten heißt das: Nicht mehr als 25 Gramm Kohlenhydrate pro Mahlzeit. Das steckt in Milch, Fleisch, Gemüse schon drin.

Ein Döner hat 65, ein Cheeseburger 30, eine Portion Quark 5 (mit Fruchtzubereitung 25). Eine mittlere Banane hat 30 ... ein Glas Milch 10, Fisch 0, Geflügel 0, eine Portion Milchreis 40. Eine Portion gemischtes Gemüse: 10. Und wenn Sie dann jetzt noch einen Softdrink trinken: 20. Mehr in der Tabelle ab Seite 144.

Wenn Sie keine Kohlenhydrate essen, legen Sie den Schalter um, stellen den Stoffwechsel von einer Energiequelle auf eine andere um, so wie einen Benzinmotor auf Dieselbetrieb. Sie gewinnen Energie aus Fett – und das wollen Sie ja. Es werden Ketone (Ketonkörper) gebildet, die kann auch das Gehirn verwerten. Am Anfang kann man da ein bisschen müde sein, etwas Kopfweh haben – typische Entgiftungserscheinungen. Aber das dauert nicht lang.

Machen Sie das ein bis vier Wochen lang. Je nach Ausgangsgewicht. Und dann bauen Sie langsam wieder mehr Kohlenhydrate in Ihr Leben ein. So viel, wie Sie verbrennen. In Ihrem Muskel, siehe Seite 30.

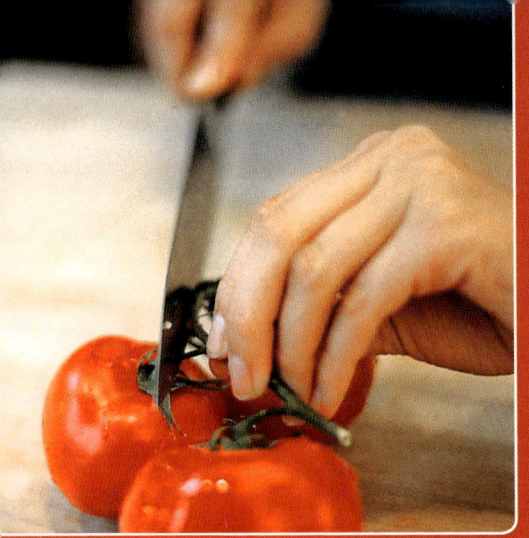

macht die tomate wirklich dick?

Es ist so einfach, abzunehmen. Lassen Sie eine Zeit lang die Kohlenhydrate weg! Und glauben Sie nicht mehr an Ernährungsmärchen, die da etwa heißen: FdH macht schlank, Kalorie ist gleich Kalorie ... Hier erfahren Sie, ob man »no-carb-technisch« auch auf dem Sofa gertenschlank wird. Ja. Natürlich. Das verrat ich jetzt schon. Nur was die Tomate betrifft, da müssen Sie bis zum Ende dieses Kapitels vordringen.

these› **Kohlenhydrate stoppen**
10 **die Fettverbrennung.**

Ganz genau. Nach 50 fetten, zunehmend fetten, allzu fetten Jahren dämmert es sogar Ernährungsexperten: So wie bisher geht es nicht weiter. Denn jetzt lesen wir sogar in ganz normalen Zeitschriften von ganz normalen Journalisten heute (!) durchaus bemerkenswerte Sätze. Für Deutschland neue Sätze. Für deutsche Ärzte, für deutsche Diabetes-Spezialisten noch undenkbare Sätze. Nämlich – ich zitiere aus »Cardiovascular Diabetology«:

»Glukose ist eine fantastisch rasch verwendbare Energie. Sobald sie im Blut vorhanden ist, verbrennt der Körper nur noch diesen Sprit. Die Treibstoffbeschaffung aus den Fettdepots ist erheblich umständlicher und wird möglichst vermieden. Jeder Griff zum

Snack, jeder Zwischenimbiss füllt das Blut sofort frisch wieder mit Zuckermolekülen auf. Die Fettzellen werden nicht angegriffen und bleiben deswegen prall gefüllt. Die aktuellsten Forschungsergebnisse legen deshalb nahe: Das Wichtigste ist ein intelligenter Umgang mit den Kohlenhydraten. Kalorien selbst spielen dabei keine entscheidende Rolle.«

Solche Sätze waren – auch in Ärztezeitschriften – noch vor wenigen Jahren schier undenkbar. Da wurde feinsinnig geplaudert über: »Schränken Sie die Kalorien ein, essen Sie weniger Fett, Sie müssen sich mehr bewegen.«

Der Erfolg dieser Plaudereien, die ja auch in jeder deutschen Arztpraxis stattfanden, war: Deutschland wurde immer dicker. Jetzt endlich beginnt man Physiologie zu verstehen. Erstmals. Zu verstehen, dass der Körper seine Fettverbrennung an- und abschalten kann.

An- und abschalten.

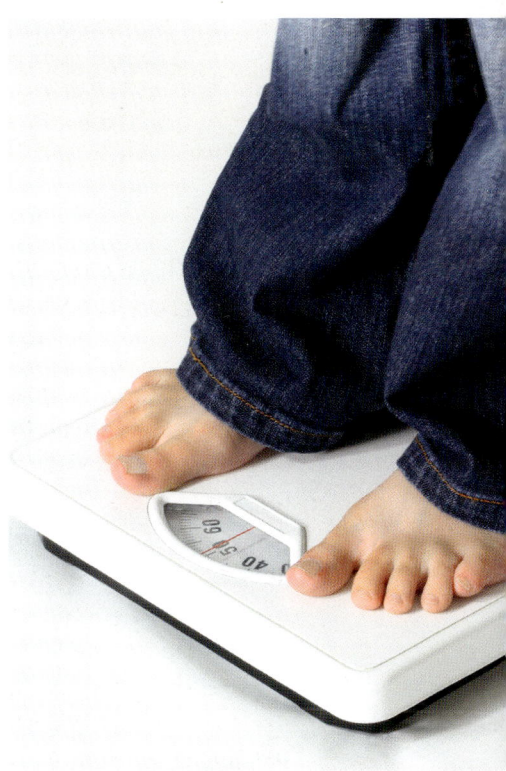

Und der Abschalter heißt: keine Kohlenhydrate! Mehr
muss man nicht wissen. Sie verbrennen erst Fett, wenn sie keine Kohlenhydrate mehr aufnehmen.

PS: In unserer Praxis wird dieser Vorgang direkt gemessen. Ziemlich einmalig in Deutschland. Mittels Spiroergometrie. Mehr auf Seite 30.

Die Fettverbrennung kann man messen.

Aber ja! Nun wissen Sie viel über Kohlenhydrate. Sie wissen nur nicht, ob Sie diese verbrennen oder Ihr Fett. Es ist nun mal die Voraussetzung für eine gute Figur, dass Ihre Muskeln Fett verbrennen. Und genau das kann man messen. Als Abfallprodukte der Verbrennung von Fett und Zucker bleiben nur Wasser und Kohlendioxid (CO_2) übrig. Kohlendioxid atmen Sie aus. Und natürlich auch den nicht verwerteten Sauerstoff (O_2). Jetzt kommt's: Verbrennt die Zelle Zucker, wird gerade so viel Sauerstoff verwertet wie CO_2 wieder ausgeatmet wird. Verbrennt die Zelle dagegen Fett, wird deutlich mehr O_2 verwertet. Da sie zur Fettverbrennung mehr Sauerstoff benötigt. Genau diese zwei Gase misst man mit der Spiroergometrie. Und erkennt daran, ob Sie Zucker oder Fett verbrennen. Fragen Sie einfach mal Ihren Internisten, Ihren Sportmediziner nach Ihrem »Respiratorischen Quotienten«. Sie atmen über ein Mundstück oder eine Atemmaske, die über einen Schlauch mit der Messapparatur verbunden ist, sodass aus der ein- und ausgeatmeten Luft Atemzug für Atemzug die Differenz der Konzentration der beiden Gase gemessen werden kann.

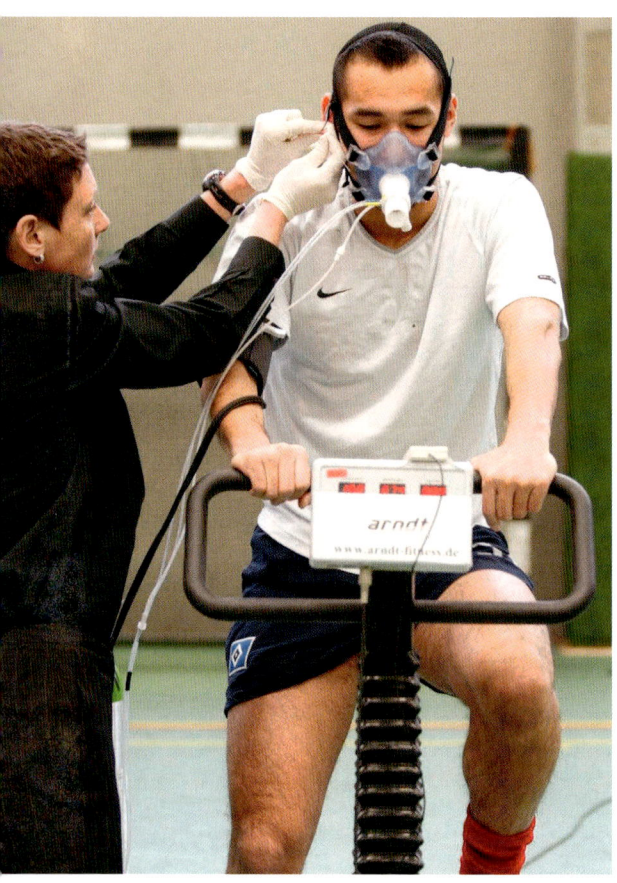

Zur Vereinfachung dividiert man das ausgeatmete CO_2

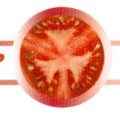

durch das aufgenommene O_2. Ist dieser sogenannte Respiratori-
sche Quotient 1,0 heißt das, der Körper verbrennt Zucker. Ist dieser
Quotient 0,7, man misst also mehr CO_2 als O_2, bedeutet es, dass
der Körper mehr Sauerstoff verbraucht, also gerade Fett verbrennt.
Sie wollen künftig Fett verbrennen? Na, dann drehen Sie einfach
mal den Kohlenhydrathahn zu. Das weckt Ihre fettverbrennenden
Enyzme. Glauben Sie nicht? Kann man messen. Mit der Spiroergometrie. Tue ich täglich!

these› 12 Urlaubsspeck geht doch schnell wieder weg.

Nööh! Sie schlemmen sich ein paar Wochen lang so richtig fröhlich
durchs Buffet. Das »All-you-can-eat« muss man ja ausnutzen … Das
Bewegungskontingent: vom Stuhl zum Buffet und zurück. Sieben-
mal … dreimal den Weg zum Badehandtuch. Na ja, wenig halt. Und
Sie meinen, das macht man danach mit einer kleinen Diät einfach
wieder wett. Tut mir leid. Geht nicht.

Haben schwedische Forscher gerade herausgefunden: Ein Schlem-
merurlaub von vier Wochen sitzt noch zwei Jahre später auf der Hüfte.
Und zwar in Form von Fett. All die schönen Brote, Braten und Desserts
haben sich da niedergesetzt. Auch wenn man das Ausgangsgewicht
wieder erreicht hat. Zwölf Männer und sechs Frauen stopfte man in
dieser Studie über vier Wochen lang mit 70 Prozent mehr Energie –
Kohlenhydrate plus Fett. Schaffen Sie im Urlaub am Buffet auch! Und
sie durften nicht mehr als 5000 Schritte gehen. Auch das schaffen Sie
im Urlaub. Die Teilnehmer nahmen im Schnitt 6,4 Kilo zu.

Nach zwölf Monaten hatten sie im Schnitt noch 1,5 Kilogramm
drauf. Nur: Nach 2,5 Jahren hatten sie um 3,1 Kilo mehr als zu
Beginn der Studie. Zum Großteil Körperfett.

Wäre nicht passiert, hätten sich die Herrschaften bewegt. Die
Kohlenhydrate verbrannt. Oder: Am Buffet alles mit Zucker und
Stärke weggelassen.

Es gibt schönes und hässliches Fett.

13

Stimmt! Fett ist gleich Fett das gilt weder auf dem Teller noch für den Körper. Wir wissen: Das gefährliche Fett sitzt um den Bauch. Nicht auf Schenkel und Hüfte. Und wir sehen: Das letztere ist gesundes Fett – fest, kernig bis zu den Fingerspitzen. Und das ist ungesundes Bauchfett: schwammig.

Der Däne Dr. Höygaard hat als Arzt das Leben der Eskimos geteilt. Und dabei eine merkwürdige Beobachtung gemacht: *»Bei einseitiger Brot-, Zucker-, und Grützekost entstand auch bei den Eskimos eine eigenartige schwammige Fettigkeit, die unter den Leuten draußen unbekannt war. Durch die Landeskost hielt man sich schlank und leicht.«*

Schlank und leicht. Durch Landeskost. Und was war das?

Beschreibt er auch: *»Fleisch, Fisch und Tang«*.

Das war's. Eskimos hatten – jedenfalls damals – eben einen Riesenvorteil. Es gab noch keine Supermärkte. Drum gab's eben nur genetisch korrekte Kost.

Schlank und leicht. Was heißt das übersetzt? Nun, da sah man Männer *»… die in jeder Hand 100 Pfund tragen und das gleiche Gewicht dazu mit den Zähnen halten«*.

100 Pfund sind ein Zentner. Also sie schleppen drei Zentner. Das heißt schlank und leicht! Die Vorstellung, dass »schlank und leicht« eben nur aus höchst leistungsfähigen Muskeln bestehen kann – diese Vorstellung ist in vielen deutschen Gehirnen noch nicht angekommen.

Im Zusammenhang mit dem BMI heißt das:

Setzen Sie einen BMI fest. 20! Und füllen Sie den mit Muskelgewicht. Auch meine Bilder von Muskelmenschen sind durch Bodybuilder beeinflusst. Durch Fitnessstudio-Gänger. Die haben immer so … teigige Muskeln. Schon mal aufgefallen? So fett-mächtige Gebilde. Wissen Sie, woher das kommt? Deren Eiweißpulver enthält Kohlenhydrate.

Massiv. Die glauben tatsächlich, zur Muskelbildung brauche man Kohlenhydrate. Behaupten übrigens auch Professoren der Sportmedizin.

Dr. Höygaard würde sagen: *»Eine eigenartige schwammige Fettigkeit.«* Brrrrr.

these› **FDH hält schlank.**

14

Unsinn! Das heißt, es stimmt vielleicht, wenn man die richtige Hälfte isst. Fett in Kombination mit Kohlenhydrate macht dick. Denn das Insulin stopft das Fett buchstäblich in die Fettzellen und versiegelt diese.

Diesen Vorgang hat man übrigens inzwischen auch an Mäusen studiert. Man hat drei Kostformen verglichen:

» Zucker plus Fett
» Eiweiß plus Fett
» Kalorienreduktion

Und konnte bestätigen, dass der größte Gewichtszuwachs eintrat nach »Zucker plus Fett«. Und – für mich ja keine Überraschung: Am schnellsten schlank wird man mit »Eiweiß plus Fett«.

Mäuse, die mit Eiweiß plus Fett gefüttert wurden, und zwar reichlich, nahmen sogar weniger zu als Mäuse auf strikt kalorienreduzierter Kost.

Hätten Sie das gewusst? FDH, also weniger essen, lohnt einfach nicht. Man kann sich satt essen und dabei noch schlanker werden. Das Geheimnis heißt: **Eiweiß statt Kohlenhydrate.**

Das lässt sich an folgendem Beispiel schön erklären: Wer oder was hilft Ihnen, lieber schlanker Leser, wenn Sie nur ein paar Kilo Bauchfett, ein bisschen Hüftschwabbel, verlieren möchten? Kann ich Ihnen sagen.

Oder besser, das erklärt Ihnen eine junge Dame, die das Kunststück soeben geschafft hat:

»Ich hatte kein starkes Übergewicht (etwa 60 kg bei 160 cm), wollte mich aber dennoch schlanker, fitter und glücklicher fühlen. Ich habe alles probiert. Ich war zweieinhalb Jahre Mitglied bei den Weight Watchers und habe es manchmal geschafft, kurzzeitig etwa 57 Kilogramm zu wiegen. Ich habe nicht mehr als 1000 Kilokalorien täglich zu mir genommen und viel Sport getrieben. Auf der Waage hat sich aber nicht viel getan. Erst durch Ihr Buch ›Die neue Diät‹ ist mir bewusst geworden, *welche Rolle das Eiweiß beim Abnehmen spielt.* Durch dieses Wissen und das Einhalten Ihres Plans habe ich in diesem Jahr endlich mein Ziel erreicht. Ich wiege permanent weniger als 50 Kilogramm. Ich fühle mich grandios und habe das Gefühl, Kontrolle über meinen Körper und das Gewicht zu haben.«

schlau macht schlank

Was Kalorienreduktion im Körper anrichtet

Immer heißt es, die Pfunde lagern sich ab, wenn man mehr Kalorien aufnimmt, als man verbraucht, wenn die Energiebilanz also positiv ist. Darum drosseln die meisten Diäten die Kalorienzufuhr. Was passiert? Man nimmt erst mal was ab. Klar. Nur: das passt dem Körper nicht. Er spart. Schraubt seine Aktivitäten runter. Wir sind müde. Dann senkt er die Temperatur – wir frieren. Nun holt er jedes Molekülchen aus dem Essen heraus. Das, was übrig bleibt, ist kohlehart. Verstopft den Darm. Hinzu kommt, es werden mehr Muskeln abgebaut als Fett. Es schwindet der Ort, wo die Kalorie verbrennt. Darum nimmt man schnell wieder zu, auch wenn man »normal« isst. Heißt: »Jo-Jo-Effekt«.

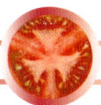

these› **Fett macht hungrig.**
15

Richtig. Das falsche Fett. Das menschliche Gehirn besteht neben Wasser hauptsächlich aus Fett. Und dieses Fett (hoffentlich) hauptsächlich aus Omega 3. Und dieses Omega 3 (hoffentlich) hauptsächlich aus DHA. Neben EPA wichtigste Omega-3-Fettsäure. Da gibt es noch Omega 6. Auch lebensnotwendig, aber bitte nur in geringster Menge. Gesunder Anteil etwa fünf Prozent. Schaut man sich die heutige Nahrung an, ist der Anteil von Omega 6 auf bis zu 50 Prozent angestiegen. Weil enthalten in billigen Kochfetten, in billigsten Pflanzenölen, in Getreide.

Na und?

Nicht mehr »Na und?«, seit Prof. Hibbeln vom National Institutes of Health (NIH) einmal Ratten gefüttert hat mit ein Prozent (der Kalorien) Omega 6 und andere Ratten mit acht Prozent (der Kalorien) Omega 6. Genau dieses eine Prozent gegenüber den acht Prozent spiegelt das veränderte Essverhalten der Bevölkerung von 1909 gegenüber 2009 wieder. Früher nur ein Prozent, heute eher acht Prozent der Gesamtkalorien an – leider – Omega 6.

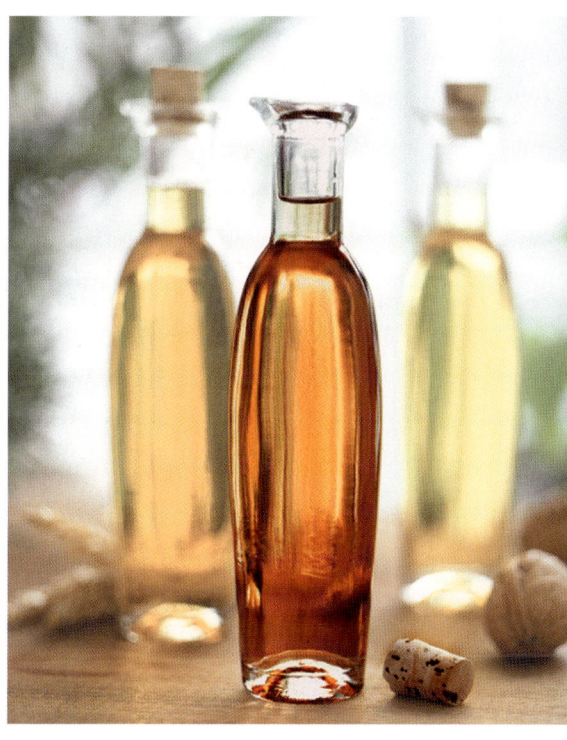

Die Acht-Prozent-Ratten wurden doppelt so dick. Das war's auch schon. Das, genau das, finden Sie in der Bevölkerung widergespiegelt.

Schlechtes Fett macht hungrig.

Weshalb? Bei der Ratte genau so wie beim Menschen wird dieses schlechte Fett in Endocannabinoide umgewandelt, also körpereigenes Haschisch. Und das macht hungrig. Triggert den Appetit.

Heißt: Wer mehr schlechtes Fett zu sich nimmt, bekommt so richtig Hunger. Und weil in den Supermärkten Omega-6-reiche Nahrungsmittel deutlich billiger sind als Omega-3-reiche, dreht sich der Teufelskreis immer weiter.

Fazit: Täglich Fisch macht schlank. Nicht nur wegen des Eiweißes, nicht nur, weil er keine Kohlenhydrate enthält, sondern auch – neu – wegen Omega 3.

schlau macht schlank

Wo steckt das Hungerfett Omega 6 drin?

Das »Hungerfett« Omega 6 haben wir alle genug. Omega 6 (Linolsäure, Gamma-Linolensäure, Dihomogamma-Linolensäure, Arachidonsäure) stecken in Getreide (Ölen), Soja, rotem Fleisch, Margarine.

Das »Ich-bin-satt-Fett« namens Omega 3, die Alpha-Linolensäure kommt in grünen Blattgemüsen und einigen pflanzlichen Ölen vor (z. B. Lein-, Raps- und Walnussöl). Eicosapentaensäure und Docosahexaensäure findet man vor allem in Fisch und Fischöl. Fette Fischarten wie Makrele, Hering oder Lachs sind besonders reich an Omega-3-Fettsäuren. Ob Omega 3 in Fleisch, Geflügel und Milch ist, hängt ab vom Futter und von der Haltung der Tiere. Nur Bio liefert Omega 3. Ja. Omega-3-Fettsäuren aus fettem Fisch, Wild, Biokäse und Leinöl machen agil und fröhlich, halten jede Zelle jung, bannen Entzündungen, die man auch für Übergewicht verantwortlich macht.

these› Heißhunger auf Süßes kann
16 man austricksen.

Ja. Das Geheimnis heißt Eiweiß. Ein Wunderstoff, der 50 Jahre lang von den sogenannten Experten verteufelt wurde. Von Experten, die bis heute noch nicht verstanden haben, dass Protein ein Wort aus dem Griechischen ist. Und uns sagt, dass dieser Stoff »an erster Stelle steht«. Der wichtigste Stoff überhaupt ist.

Das Schönste am »Geheimnis Eiweiß« verrät eine Leserin: *»Seitdem ich Ihr Buch gelesen habe, hatte ich nie wieder Appetit auf Pasta (vorher mein Leibgericht).«*

Hallo, aufgepasst, zuhören! Der Heißhunger auf Süßes, auf Kohlenhydrate, entfällt! Geheimnis Eiweiß. Schnuppern Sie doch mal auf Seite 112.

these› Mit Eiweiß lässt es sich leichter abnehmen.
17

Ja, das ist der neueste Forschungsstand. Den kennen seit gestern auch die Weight Watchers. 1990, also vor zwei Jahrzehnten, bei meinem ersten Seminar, habe ich den neuesten Forschungsstand referiert. Nannte sich spezifisch dynamische Wirkung. Die Tatsache nämlich, dass von 100 Eiweißkalorien 30 bis 50 Prozent verpuffen. Beim Umbau von Eiweiß verbrannt werden. Also abgezogen werden müssen. Dass 100 Eiweißkalorien in Wahrheit also nur vielleicht 50 Kalorien sind.

Und noch besser: Dass die restlichen Eiweißkalorien auch nicht zählen. Eiweiß wird nämlich nicht in Fett umgewandelt. Und fast nicht in Energie. Eiweiß ist Körperstruktur. Wird eingebaut. Ins Immunsystem, die Knochen, ins Blut. Und hat nichts, aber auch gar nichts mit Übergewicht zu tun.

Wörtlich damals: *»Wenn Sie nur Reineiweiß essen, verhungern Sie.«* Eine ganz entscheidende Entdeckung. Wie gesagt, vor 20 Jahren.

Und jetzt reagieren die Weight Watchers auf »den neuesten Forschungsstand«. Und erzählen uns (»Focus« 53/2009), man solle den Eiweißanteil in der Nahrung erhöhen. Denn man müsse »berücksichtigen, wie viel Energie der Körper für die Umwandlung ... benötigt.«

schlau macht schlank

Aminosäuren, die den Hunger stillen

Alle vier Stunden eine Portion Eiweiß – und Heißhunger kommt nicht auf. Das liegt auch an der Wirkung einzelner Aminosäuren: Fehlt dem Körper diese Aminosäure, schlägt er Alarm. Quält mit Heißhunger auf Süßes. Auch darum macht Eiweißmangel dick. Glycin ist ein natürlicher Appetitzügler. Glycin hält den Körper jung, weil es Bindegewebe aufbaut. Studien zeigen: Glycin erhöht die Aufmerksamkeit, schützt die Zellen, wappnet das Immunsystem, hilft der Leber beim Entgiften. Ein Glycinmangel macht ziemlich müde.

Aminosäuren wie Tryptophan, Phenylalanin, oder Tyrosin werden für die Serotonin-Dopamin-Produktion benötigt. Serotonin beruhigt, lindert Schmerzen, fördert den Schlaf – und reguliert den Appetit. Wenn keine Kohlenhydrate kommen, dann verbrennt der Körper auch Eiweiß zur Energiegewinnung. Die Aminosäure L-Glutamin schützt den Muskeln, hilft den Blutzuckerspiegel normalisieren – und verhindert Heißhungerattacken.

Aminosäuren stecken natürlich in guten Eiweißpulvern, und die gibt es mittlerweile auch als sehr gute Mono- oder Kombi-Präparate.

Mehr über Aminosäuren und ihre Wirkung: www.strunz.com

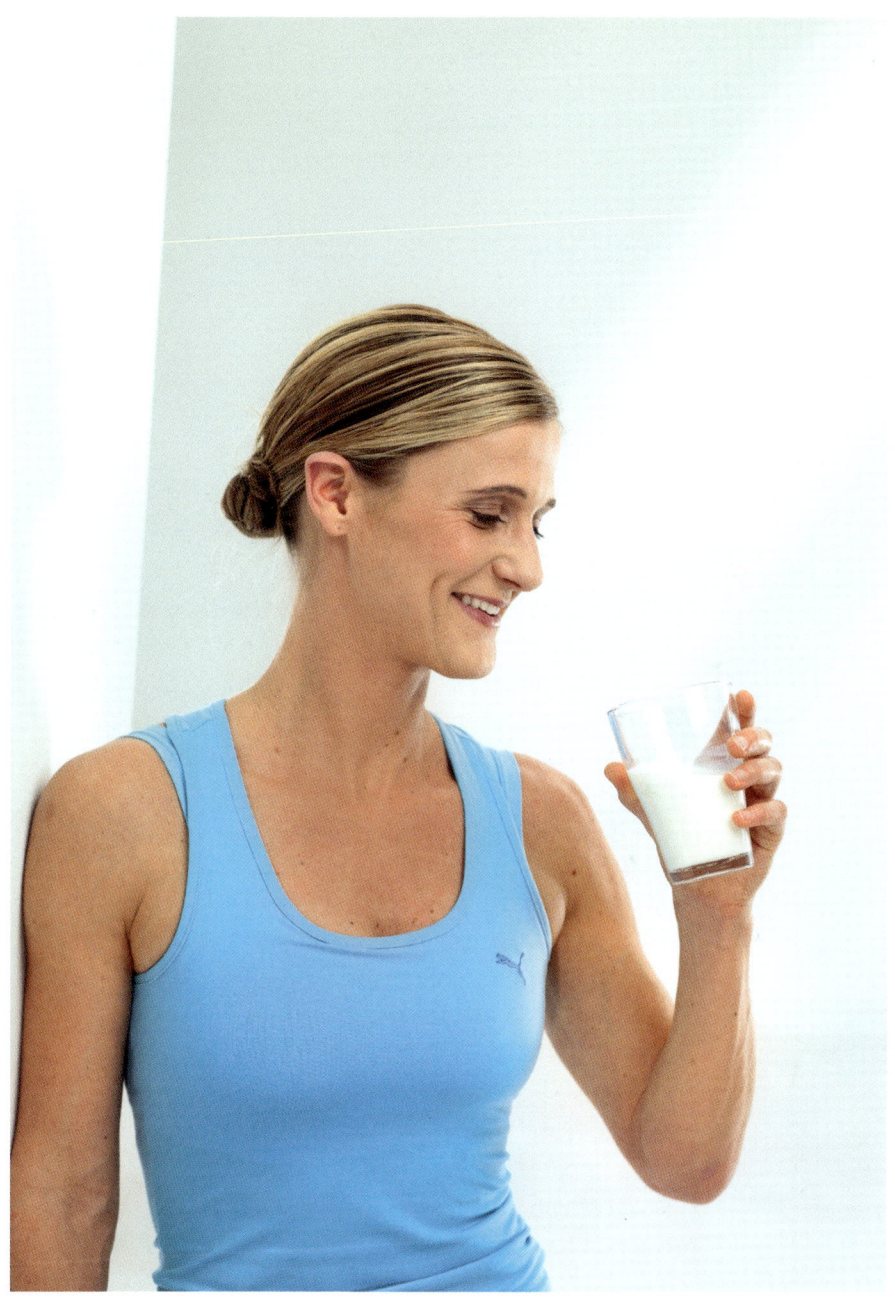

Eiweiß macht die Nieren kaputt.

18

Neeee. Eiweiß schadet der Niere nicht, so lautet das summarische Fazit sämtlicher 16 randomisierter klinischer Studien, die zum Thema vorliegen. Damit endet wieder so ein Ernährungsmärchen, das ja eigentlich von jedem Eskimo, von jedem Löwen längst widerlegt war.

Gleich von vorneherein: Niemals hatte irgendein Arzt, irgendein Wissenschaftler behauptet, dass die gesunde Niere durch Eiweiß geschädigt werden könnte. Eiweiß in beliebiger Menge. Es gibt keine Obergrenze Eiweiß für die gesunde Niere (z.B. Prof. Dr. Kofranyi, Physiologe).

Es ging immer um die vorgeschädigte Niere. Um die Frage, ob die Abfallprodukte von Eiweiß (Harnstoff etc.), die ja durch die Niere ausgeschieden werden müssen, die vorgeschädigte Niere weiter schädigen könnte. Und dazu gibt es eben 16 klinische Studien.

14 sind kleine Studien. Also nur 100 bis 200 Patienten. Also wenig aussagekräftig. Jedenfalls ergaben:

3 Studien: Eiweiß schadet

11 Studien: Eiweiß schadet nicht

11 zu 3. Klare Aussage. Bei leider ungenauen Klein-Studien. Den Ausschlag sollten die verbliebenen zwei Großstudien geben. Die wissenschaftlich korrekt durchgeführt wurden. Mit einem enormen Aufwand von 60 Millionen Dollar Mitte der 80-er Jahre in den USA. Dabei wurde verglichen üppige Proteinzufuhr (1,3 g/kg Körpergewicht) mit niedriger Zufuhr (0,58g/kg) und dann niedrige mit sehr geringer Proteinzufuhr (0,28 g/kg). Durchschnittlich 2,2 Jahre lang.

Ergebnis: Kein Unterschied zwischen hoher und niedriger Eiweißzufuhr. Eiweiß schadet also auch der vorgeschädigten Niere nicht.

Anmerkung : Heute bekommen selbst Patienten an der Dialyse, also mit hochgradig kranken Nieren, 150 Prozent Eiweiß. Weil man ganz, ganz langsam gelernt hat: Das Immunsystem besteht aus Eiweiß. Und bevor die Dialyse-Patienten an Infekten sterben, besinnt man sich lieber auf den gesunden Menschenverstand.

these› **19** Kohlenhydrate machen die Nieren kaputt.

Wahr. Während Kohlenhydrate viele, viele Jahre als das Optimum in der Ernährung gefeiert wurden, galt und gilt eiweißreiche Ernährung immer noch als schädlich. Sagen sogar Ärzte. Wie und wo das Eiweiß schadet, sagen sie nicht. Wissen sie nicht. Märchen sind eben wissenschaftlich schwer begründbar. Liegt in der Natur der Märchen.

Der typische Brief: »Ich bin Diabetiker. Die Ärzte in der Reha Saalfeld meinen, zu viel Eiweiß würde die Nieren schädigen.«

Also der Reihe nach: Da hat ein Mensch massives Übergewicht. Denn laut Professor Mehnert (Diabetespapst): »Es gibt keinen Diabetes-2, es gibt nur zu dick.« Und dieser Patient möchte – völlig richtig – sein Übergewicht und damit seinen Diabetes beseitigen (!) durch mehr Eiweiß, weniger Kohlenhydrate. Weltweit anerkanntes Prinzip – mit Ausnahme einiger weniger Institutionen in Deutschland.

Und dann wird dieser Patient gestoppt. Mit der Behauptung: »Zu viel Eiweiß schadet den Nieren«. Weltweit gibt es nicht einen einzigen Patienten, bei dem Eiweiß, unabhängig ob wenig oder viel, der Niere geschadet hat. Nicht ein einziger Patient auf der ganzen Welt. Das ist Fakt.

Weltweit aber gibt es Millionen, deren Nieren durch Kohlenhydrate (Diabetes!) geschädigt sind. 90 Prozent der Dialysepatienten sind Diabetiker. Die Wahrheit lautet also:

Kohlenhydrate zerstören Ihre Niere. Eiweiß hat das noch nie, nie, nie getan. Folgerichtig müsste jeder Arzt seine Patienten, besonders mit vorgeschädigter Niere, vor Kohlenhydraten, vor Zucker warnen. Unablässig. Immer wieder. In jeder Zeitschrift.

Haben Sie jemals gelesen: »Mehl schadet der Niere«? Oder wenigstens »zu viel Mehl schadet der Niere«? Haben Sie nie. Das wäre aber die Wahrheit.

Kohlenhydrate machen »unsichtbar«.

20

Tja, leider. Das sagt Nathalie Gräfin von Bismarck. Die lebt mit Ehemann und zwei Kindern auf Schloss Friedrichsruh und in New York, hat eine eigene Modelinie kreiert und ein Buch geschrieben. Gräfin von Bismarck ist klüger und ehrlicher. Klüger als die meisten deutschen Ernährungswissenschaftler. Also Professoren. Und ehrlicher als die meisten ach so lustigen »Vollweiber«.

Ehrlich: Gräfin von Bismarck wog 110 Kilogramm. Und hat ihre Fett-Krankheit eben mal nicht moppelig schön geredet. Sondern erklärt, warum dicke Menschen oft so lustig sind: Das sei eine Art Schutz-, ein Überlebensventil. Mit 110 Kilogramm würde man *»unsichtbar für die Gesellschaft: Als dicke Person findet man nicht mehr statt.«* Stellte sie traurig fest.

schlau macht schlank

Der neue Fettverbrennungsfaktor

Warum verbrennt die hungernde Muskelzelle denn besser Fett,
wenn man keine Kohlenhydrate isst? Dafür musste die Laborratte herhalten. Das Ergebnis der Forschung heißt »PPARΔ?« (sprich Pi-Pi-Äi-Ar-Delta), ein Stoff, der den Enzymen der Fettverbrennung Beine macht. Er sagt der Zelle sozusagen, dass sie Enzyme für die Fettsäure-Oxidation bilden muss – je mehr PPARΔ, desto mehr Enzyme, so die Hypothese. Untrainierte Ratten, denen man PPARΔ zuführte, konnten im Laufrad bei mittleren Geschwindigkeiten wesentlich länger durchhalten als ihre unbehandelten Artgenossen. PPARΔ, so die Forscher, wird wahrscheinlich durch Nebenprodukte des Fettstoffwechsels aktiviert, was dann passiert, wenn man nur wenig Zucker & Co bekommt.

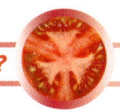

Ehrlich: Sie wollte nicht, dass ihre Kinder aufwachsen mit einer Mutter, die *»nicht richtig mit ihnen toben kann, mit einer deprimierten, unbeweglichen Frau.«*

Ehrlich: Sie erzählt ganz unbefangen, was das Fass zum Überlaufen brachte: Als die Toilette unter ihr zerbrach. *»Nicht nur die Brille, sondern das ganze Ding. In New York.«*

Und weshalb klüger? Weil sie in dem unendlichen Diäten-Wirrwarr die weltweit einzig richtige Antwort auf 110 Kilogramm gefunden hat. Die einzig richtige! Darf ich zitieren?

Frage: Wie haben Sie sich ernährt?

Antwort: Köstlich und ganz easy … alles außer Pasta, Reis, Kartoffeln, Brot. Keine Kohlenhydrate.

Keine. Wie viele deutsche Ernährungsprofessoren haben dieses Wort verstanden? Also nicht »Low Carb«, sondern … Schluss. Aus! Keine Kohlenhydrate. Dass das wirkt, ist wissenschaftlich präzise beweisbar. Mit dem Spirometer. Welcher deutsche Ernährungswissenschaftler hat dieses Gerät einmal selbst bedient und … die Wahrheit gesehen? Als Messwerte dokumentiert? Überzeugt sofort!

Wie lange eigentlich lassen Sie sich von »Brigitte«, Weight Watchers & Co das Leben noch verkomplizieren? Lassen sich erzählen, dass das ganz aufwändig, ganz langwierig sei und viel, viel gemeinsame Disziplin erfordere. Das Abnehmen? Schlichter Unfug, wie Ihnen Gräfin von Bismarck beweist … Ach ja: Gräfin von Bismarck wiegt heute 55 Kilogramm. Präzise die Hälfte. Eine sichtbar bildschöne junge Frau von 39. Klüger und ehrlicher.

these› Bitter macht eine gute Figur

21

Ja, faszinierend! Man weiß: Menschen, die bitter nicht wahrnehmen, haben häufiger Problemchen mit dem Gewicht. Man weiß auch: Bitter schmeckt zehntausendmal intensiver als süß – und wirkt wie eine Essbremse. Regt man Bitterrezeptoren an, hat man danach nicht mehr so viel Lust auf Süßes. Mitschuldig am Überge-

wicht ist somit auch das konsequente Herauszüchten der Bitterstoffe aus unserem Gemüse. Modernes Gemüse schmeckt süßer, statt
unseren Appetit zu stillen, macht es Hunger auf mehr.

Jetzt wissen Sie, warum man abnimmt, wenn man vor dem Essen
eine halbe Grapefruit ist. Warum Chicorée schlank macht wie auch
Artischocken, Brennnesseln, Löwenzahn, Brunnenkresse oder
Endiviensalat. Warum der naturheilversierte Mediziner immer
auch Bitterstoffe verschreibt, wenn jemand abnehmen muss oder
unter Diabetes leidet. Warum man in der Ayurvedischen Medizin
den bitteren Geschmack sehr, sehr wichtig nimmt. In Form von
Bockshornkleesamen oder als Gewürz in Form von Kurkuma und
Koriandersamen. Bitter erzieht den süßen Geschmack. Bringt den
Energiestoffwechsel in Schwung, hilft Fett abbauen.

these› **Man muss frühstücken wie ein Kaiser.**
22

Schmarrn (= bayr. Unsinn), wenn es um Kaiserschmarrn geht.
Richtig, wenn es um Rühreier mit Speck geht. Wissenschaftler um
Molly Bray von der University of Alabama in Birmingham fanden
im Mäuseversuch heraus: Ein fettreiches Frühstück hält schlank.
Es kurbelt die Fettverbrennug für den ganzen Tag an. Hält unse-
re Fettverbrennungsenzyme auf Trab. Während Cornflakes, Müsli,
Marmeladenbrot, Semmeln, O-Saft und Co. morgens gleich in den

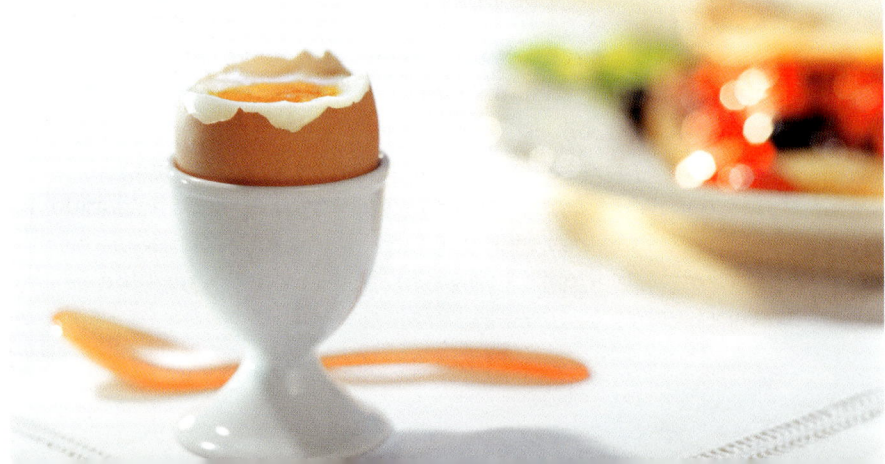

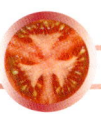

Kohlenhydratmodus schalten. Die Fett-Enzyme legen sich schlafen. Für den ganzen Tag. Den Mäuseversuch kann man ruhig auch auf den Menschen übertragen.

Ich brauche allerdings morgens nicht unbedingt viel Fett. Ich brauche vor allem Eiweiß. Wie die meisten von uns. Und die gute Nachricht: Das müssen Sie, wenn Sie an Kohlenhydraten sparen, nicht in der Magermilch auflösen!

these› Eier machen schlank.
23

Richtig! Eier können eine Diät unterstützen und: *»Trotz Cholesterin im Dotter, haben Eier keinen Einfluss auf den Cholesterinspiegel im Blut.«*

Zitiert wird die Studie aus den Biomedical Research Center in Baton Rouge, wo zwei Gruppen übergewichtiger Menschen auf Diät gesetzt wurden. Auf die gleiche kalorienreduzierte Diät mit einem kleinen Unterschied: Die eine Gruppe aß zum Frühstück zwei Eier, die andere zum Frühstück einen süßen Kringel. Beides mal 340 Kalorien. Einmal aus Eiweiß (und Dotter). Einmal aus Kohlenhydraten.

Die zwei Diäten hatten also die gleiche Kalorienmenge.

Nur verloren die Eieresser 65 Prozent mehr Gewicht und 35 Prozent mehr an Bauchumfang als die Kringelesser.

»Sind Eier gefährlich?« Fragen Sie mich immer noch. Fast täglich. Die Antwort gebe nicht ich, die gibt nicht das Lehrbuch und die gibtschon gar nicht irgendein Professor. Die Antwort gibt die Natur oder ein Mensch, der es tut. Der einfach Eier isst.

Und zwar **25 Eier jeden Tag.** Und das Ganze 30 Jahre lang. Ununterbrochen. Wenn Eier gefährlich sind, wenn Eier das Cholesterin ansteigen lassen bis zum Herzinfarkt, wäre der Mann natürlich nach wenigen Wochen tot gewesen. Nun … er hat es 30 Jahre durchgehalten.

Beschrieben im berühmten, natürlich englischsprachigen, New England Journal of Medicine am 28.03.1991. Also uns Deutschen praktisch nicht zugänglich – dieses Wissen.

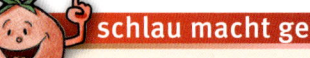

schlau macht gesund

Eier und die Gesundheit

Die Natur meint es gut mit uns. Deswegen schenkt Sie uns das Frühstücksei. Mit Cholesterin. Der Körper braucht Cholesterin, für Zellwände, Nerven, Immunsystem, Gehirn, Hormone und Gallensäuren. Darum sollte man sich vor einem Ei nicht fürchten. Ein Eidotter liefert ca. 200 Milligramm Cholesterin und gleichzeitig Lecithin, einen Stoff, der die Cholesterinaufnahme durch die Darmwand in den Körper hemmt. Zudem bremst der Körper seine eigene Cholesterinsynthese (1 bis 1,5 g pro Tag), wenn man Cholesterin über das Ei, die Wurst oder den Käse in den Körper schleust. Ein weiterer Regulationsmechanismus sorgt dafür, dass überschüssiges Cholesterin, das der Körper nicht braucht, abgebaut wird. So hält er den Cholesterinspiegel konstant.

Klar, nicht jeder Mensch ist gleich – und es gibt auch Menschen, die genetisch bedingt ein bisschen aufpassen müssen, wie viel Cholesterin sie essen. Doch bei 80 bis 85 Prozent der Bevölkerung funktioniert das körpereigene Kontrollsystem wunderbar. Neben den Vitaminen D, B12 und K sowie Biotin, Kalzium, Selen und Eisen steckt im Ei vor allem eines – hochwertiges Eiweiß. Denn Hühnereiweiß kann der Körper eins zu eins in körpereigenes Eiweiß umsetzen. Man sagt auch, das Ei hat eine biologische Wertigkeit von 100. Andere Eiweißlieferanten wie z. B. Hülsenfrüchte besitzen dagegen nur eine biologische Wertigkeit von 45 bis 50, aus ihrem Eiweiß kann der Körper nur zu 45 bis 50 Prozent körpereigenes Eiweiß bilden.

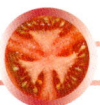

Gertenschlank – das funktioniert auch mal ohne Sport.

Tatsächlich! Und ich erkläre Ihnen gleich warum: *»Ich weiß, dass Laufen hilft«,* schreibt mir eine traurige Patientin. Eine Patientin, die *»seit längerer Zeit an Angstsymptomen leidet und auch jetzt wieder an Traurigkeit, Stimmungsschwankungen, grundlosem Weinen und Antriebslosigkeit. Ich weiß, dass Laufen hilft, aber ich habe momentan einfach nicht die Kraft dazu.«*

Genau das ist das Dilemma ja fast immer. Der Intellekt weiß, der Körper kann nicht. Mir selbst wohl vertraut.

Dahinter steckt noch ein zweites Unglück: Die Patientin wurde mit Zyprexa (Olanzapin), einem Neuroleptikum behandelt. Und hat in drei Monaten 35 Kilo zugenommen. Sie kann also auch aus einem zweiten Grund nicht laufen. Wissend, dass Laufen ihr helfen würde.

Nun gibt es auch für solche Fälle eine gute Nachricht. Wir wissen nämlich heute, dass wir die 35 Kilogramm auch ohne Laufen beseitigen können. Mit Metabolic Power. Bedeutet, dass unser Stoffwechsel eigentlich und ganz von selbst immer auf gertenschlank eingestellt ist. Ständig und unablässig unser Fett verbrennt. Stopp! Verbrennen würde ... wenn wir diesen Fettverbrennungsmotor nicht jeden Tag aufs Neue abschalten würden. Und der Abschalter heißt ... Kohlenhydrate.

Hat man das einmal verstanden, ein einziges Mal, hat man sein Leben selbst in der Hand. Kann jeden Tag aufs Neue selbst entscheiden: Willst du heute – Metabolic Power! – wieder ganz von selbst einige hundert Gramm abnehmen oder willst du das heute verhindern. Mit Kohlenhydraten. Die Entdeckung, dass Kohlenhydrate die Fettverbrennung stoppen, war ein Glücksfall. Bedeutet: Gertenschlank ohne Sport. Wenn Sport nun einmal nicht geht. Was durchaus vorkommt. Schreibt mir eine Dame, dass sie vor einer Hüftoperation aus Bewegungsmangel und Frust bis auf 93 Kilogramm Lebendgewicht zugenommen hätte. Und leider auch nach der Operation Schmerzen in den Füßen hätte, die Hüfte wollte auch nicht so recht …

Kennen Sie das? Fast jeder von Ihnen hat irgendein Zipperlein, irgendeinen schmerzhaften Grund, irgendeine wirkliche Erkrankung wie die Dame, die ihn vom Sport abhält und dick werden lässt. Nur lese ich hier: *»Meine Kinder wollten endlich wieder eine fitte Mami.«*

Das überzeugt. Und da habe die Dame einfach »Die neue Diät« ausprobiert und sagt *»…ich bin heute überglücklich!!!!!!! Seit Anfang Mai habe ich 25 Kilogramm abgenommen, lebe wie ein Vorzeitmensch vorwiegend mit Gemüse, Nüssen, viel Eiweiß, gutem Fett.«*

Die Sensation ist ausdrücklich: Sie können selbstverständlich schlank werden ohne jeden Sport. Ohne Bewegung. Mit dem einfachen und sensationellen Trick: Keine Kohlenhydrate.

Denn Kohlenhydrate, sind der Ein-Aus-Schalter Ihres Fettverbrennungsmotors.

these› **Auch Low-Carb-Diäten können zu**
25 Fressattacken führen.

Natürlich. Wir essen ja nicht nur aus Hungergefühlen. Wir essen ja oft, weil die Seele Hunger hat. Darum steht eine erfolgreiche Diät immer auf drei Beinen: Essen, Bewegen, Entspannen. Dafür hat

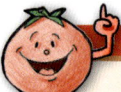

schlau macht schlank

Wie viel Zucker steckt denn da drin?

Also 90 Prozent von Ihnen wissen nicht, wie viel Würfel Zucker in einem Glas Cola stecken: zwölf! In einem Liter Apfelsaft stecken 40 Würfel Zucker. Ein Liter Cola hat 37 Würfel Zucker. Ein Liter Orangensaft 33, genau so viel stecken in dem beliebten Kakao.
100 Gramm Zucker sind 33 Würfel.

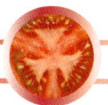

Dr. Siegfried Seifert, Vorsitzender vom Deutschen Ketarier-Selbst-hilfeverein – auch einer der »Kohlenyhdrat-weg-Ärzte« – eine besondere Erklärung. Er nennt dies das Endorphin-Bilanz-System. Endorphine sind ja unsere körpereigenen Glücksdrogen. Und haben wir da eine schlechte Bilanz, geht's uns schlecht, haben wir Heiß-hunger. Darum verordnet der Doktor neben einer kohlenhydratredu-zierten Fett-Eiweiß-Diät auch einen Reizausgleich.

Er sagt das so: »*Durch gezielten Reizausgleich bei der ketogenen Diät ist eine allgemeine Leistungssteigerung und die Heilung von Krankheiten (insbesondere Epilepsie, Übergewicht Autoimmuner-krankungen, Diabetes und die vielen Suchterscheinungen) möglich. Durch diese Methode und ganzheitliche Betrachtung des Kranken können sich Psyche und körperliches Wohlergehen stabilisieren und positiv verändern.*«

Was steckt dahinter? Entstressen, bewegen. Kaum Kohlenhydrate plus Bewegung. Macht gesund. Und glücklich. Und erspart einem Frustfressattacken.

these› Laufen alleine reicht schon,
26 um abzunehmen.

Falsch! Die Basis ist die Ernährung, wenn Sie abnehmen wol-len. Das ist ein physiologisches Gesetz. Ohne jede Ausnahme.

Dass dennoch Bewegung hilft, dass tägliches Joggen auch zum Ziel führen kann, liegt am veränderten Essverhalten. Liegt an der somatischen Intelligenz. Liegt an unmerklichen mentalen Verände-rungen, die Sie sich in der Regel gar nicht klar machen.

Aber eins ist sicher: Es liegt nicht am Laufen an sich. Eine Stunde Joggen verbraucht 600 Kilokalorien. Eine Wurstsemmel. Lächerlich. Die haben Sie sofort wieder drin. Das kann niemals die Erklärung sein. Ihr Enzymsystem muss sich ändern. Funktioniert nur durch mindestens eine Woche lang: null Zucker. Kohlenhydrathahn zudre-hen. Und: Laufen. Zucker wird ja zum Glück durch Laufen verbrannt.

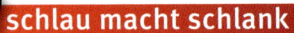

Ein Low-Carb-Training steigert die Fettverbrennung

Die Wirkung von Kohlenhydraten im Training interessierte Carl Hulston von der Universität von Birmingham. Er untersuchte Leistungssportler. Er teilte 14 Radsportler in zwei Gruppen und ließ sie ein Ergometer-Trainingsprogramm absolvieren: Drei Tage pro Woche 100 Minuten Ausdauertraining bei 70 Prozent der maximalen Sauerstoffaufnahme, um die Glykogenspeicher zu leeren; am jeweiligen Folgetag ein Intervalltraining von acht mal fünf Minuten an der Belastungsgrenze.

Der kleine Unterschied zwischen den beiden Gruppen: die Ernährung. Während die eine Gruppe vor den Intervalleinheiten High Carb verordnet bekam, musste die andere Gruppe nach einer Low-Carb-Diät mit leeren Glykogenspeichern zum harten Training antreten. Über drei Wochen verbesserten beide Gruppen ihre Leistung bei den intensiven Intervalleinheiten kontinuierlich, wobei die Low-Carb-Gruppe fast zehn Prozent weniger an Watt auf die Pedale brachte als die High-Carb-Gruppe. Doch als beide Gruppen in einem Abschlusstest mit vollen Glykogenspeichern erneut gegeneinander antraten, konnten die Fettverbrenner im simulierten Zeitfahren über 40 Kilometer nicht nur mithalten sondern waren sogar einen Tick besser.

Und jetzt wird's interessant. Denn bei der High-Carb-Gruppe hatte sich die Fettverbrennung mit 7,6 Prozent kaum verbessert während bei der Low-Carb-Konkurrenz die Fettverbrennung um 27,5 Prozent gestiegen war. Auch der Transport von Fettsäuren zu den Mitochondrien funktionierte schneller, viele Enzyme, welche die Fettverbrennung steuern, waren deutlich aktiver.

Kurz gesagt, die Grundlagenausdauer und Fettverbrennung lässt sich wesentlich besser mit Low Carb trainieren.

Vielleicht kennen Sie ja auch jemanden mit dieser Erfahrung: *»Ich fahre mit dem Fahrrad zur Arbeit – ca. 22 Kilometer jeden Tag, und das recht engagiert. Aber abgenommen habe ich damit nie.«* Kein Wunder: Erst die Verringerung der Kohlenhydratzufuhr, am Anfang auf Null, erst die bringt ein Umpolen des Körpers auf Fettverbrennung. Und Bewegung ist – erst dann! – eine hilfreiche Verstärkung. Essen Sie eine Woche lang keine Kohlenhydrate. Beginnen Sie dann sich zu bewegen, bei gedrosseltem Kohlenhydrat-Konsum. Nach vier Wochen haben Sie so viel Fettverbrennungsenzyme, wie Sie brauchen, um glücklich zu leben. Mit Luxusmengen an Kohlenhydraten. Die einfach im Muskel verbrennen. Ohne die Hüfte zu belasten.

these› Bewegung ist die einzige Diät, die ewig hält.
27

Stimmt. Bewegung ist gut. Sport ist besser. Stimmt alles. Aber abnehmen können Sie nur, wenn Sie verstanden haben, dass Zucker im Blut jegliche Fettverbrennung stoppt. Verstanden haben, dass Ihr Feind Kohlenhydrate heißt. Verstanden hat das auch der Biologe Dr. Wolfgang Feil. Er arbeitet seit Jahren sehr intensiv auf dem Gebiet der Ernährung. Ein ausgesprochener Praktiker, der sich bei der Betreuung von Elitesportlern zunehmend einen Namen macht.

Und der sich im Mai 2010 in einem Interview geäußert hat (Spiegel online). **»Herr Dr. Feil, verraten Sie uns das Geheimnis des Abnehmens?**

Antwort: Nur die Kombination aus Ernährung und Bewegung führt zum Erfolg. Der Stoffwechsel kommt allein über die Ernährung nicht in Schwung. Und umgekehrt gilt, dass man mit Sport allein nicht abnimmt.«

Wie wahr. Das Schlüsselwort heißt: »... *führt zum Erfolg«*. Nämlich langfristig. Ernährung gibt immer den Anstoß. Den Schlüsselreiz. Aber Bewegung ist die einzige Diät, die ewig hält. Begründung? Ohne Bewegung fallen Sie früher oder später immer wieder in den alten Schlendrian. Danke, Herr Dr. Feil!

die tomate macht dick?

Tja ... Wieso macht die Tomate dick? Diese Frage stellte ich mir nachdem der dritte Patient von seiner Metabolic-Balance Diät berichtete, er dürfe nach seinem Endlich-Schlank-Plan keine Tomaten essen. Und prompt sind mir zwölf Gründe eingefallen, wieso die Tomate dick macht.

1. Völlig verständlich, so wie sie die meisten essen: Vereint mit 47 Würfel Zucker – als Ketchup.

2. Auf der Pizza. Gemeinsam mit 456 kcal Fett und Weißmehl springt sie direkt auf die Hüfte.

3. Als tote Tomate. Als Tomatensuppe aus der Tüte. Gewürzt mit Glutamat und Aromastoffen, die nachweislich den Appetit anregen.

4. Als Gentomate. Macht sie Angst. Angst schürt Stresshormone. Stress macht dick.

5. Als Treibhauswasserball A. Ärgert sie uns. Ärger schürt die Produktion von Stresshormonen ....

6. Als Treibhauswasserball B. Foppt sie den Körper. Und der Körper lässt sich nicht foppen. Er erwartet Tomate – es kommt rotes Wasser. Und so lässt er uns essen, essen, essen bis endlich das kommt, was normalerweise in der Tomate drin ist: Gesundheit in Form von Vitalstoffen.

7. Als Verbot in einer Diät – Fall A. Wenn man sie isst, hat man ein schlechtes Gewissen. Das macht dick. Auch über Stresshormone. Sie wissen ja, Stress ist, wie wenn Sie ständig Zucker essen.

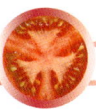

8. Als Verbot in einer Diät – Fall B. Wenn man sie nicht isst, isst man dafür etwas anderes, was viel eher dick macht. Wie wir am Beispiel Fett 40 Jahre lang gesehen haben. Das war ja verboten. Und dick hat uns die Mast mit Kohlenhydraten gemacht.

9. Als Frucht. Die Tomate ist kein Gemüse. Sie ist eine Frucht. Und hat einen relativ hohen Fruchtzuckeranteil. Der sich, wenn man pfundweise davon isst, die Fettverbrennung stoppt und sich auch auf die Hüften nieder schlägt. Siehe Seite 28 f.

10. Als falsch verstandene Cocktailtomate. Die kleinen süßen haben 3,5 Gramm Kohlenhydrate pro 100 Gramm und Himbeeren haben gerade mal 1,3 Gramm (= 5kcal) mehr. Man könnte also von der Tomate als einer süßen Frucht sprechen. Wenn man nicht wüsste, dass die Traube eine noch viel süßere Frucht ist mit 17 Gramm Kohlenhydrate pro 100 Gramm.

11. Als Nachtschattengewächs, wenn man dagegen allergisch ist. Entweder gegen Fruchtzucker oder Histamin. Beide Unverträglichkeiten sind häufig. Bringen den Stoffwechsel durcheinander. Führen mitunter auch mal zu Übergewicht.

12. Wenn auf einem Buch steht: Die Tomate macht dick. Und man das dem Arzt glaubt. Nennt man Placeboeffekt. Darum steht auf diesem Buch nicht: Tomaten machen dick! Sondern: »Wieso macht die Tomate dick?« Und Sie bekommen eine wunderbare Gebrauchsanleitung, wie Sie künftig Ihre Tomate genießen können.

Lebend. Bio. Aus der Hand.
Die Tomate macht also genauso dick, so wie jedes Nahrungsmittel die potentielle Möglichkeit hat, einen dick zu machen – wenn der Mensch falsch damit umgeht.

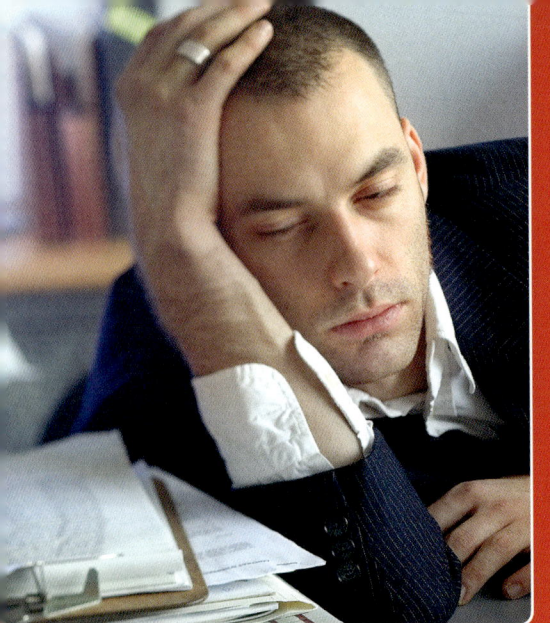

ein leben ohne brot auf rezept

Was haben Kohlenhydrate mit unserer Gesundheit zu tun? Viel. Sie vertreiben sie. Das Ergebnis von falschem Kohlenhydratgenuss heißt: Diabetes, Herzinfarkt, Krebs, Alzheimer. Und vorher ist man halt ein bisschen müde, ein wenig depressiv, etwas launisch ...

these› **Der Höhepunkt der Schöpfungsgeschichte**
28 ist die gesetzliche Krankenversicherung.

Wissen Sie, wie die GKV entstand? Falls nicht, dann lesen Sie doch einfach mal mit, wie sich das Ganze entwickelt hat:

Am Anfang bedeckte Gott die Erde mit Brokkoli, Blumenkohl und Spinat, grünen, gelben, und roten Gemüsesorten aller Art, damit Mann und Frau lange gesund leben konnten.

Dagegen schuf der Teufel Mövenpick und Bahlsen. Und so gewannen sie jeder fünf Kilo.

Daraufhin schuf Gott den Joghurt, um der Frau jene Figur zu erhalten, die der Mann so liebte.

Und der Teufel brachte das weiße Mehl aus dem Weizen und den weißen Zucker aus der Rübe und kombinierte diese. Und die Frau änderte ihre Konfektionsgröße von 38 auf 46. Und fing an zu jammern.

Also sagte Gott: »Versuche doch mal meinen köstlich frischen Gartensalat!«

Da brachte der Teufel das Sahnedressing und den Knoblauch-Toast als Beilage für den gesunden Salat. Und die Männer und Frauen mussten ihre Gürtel nach dem Genuss um mindestens ein Loch öffnen.

Also brachte Gott die Laufschuhe, damit seine Kinder sich mehr und besser bewegen und dabei ein paar überzählige Pfunde verlören.

Da erfand der Teufel das Kabelfernsehen mit Fernbedienung, damit der Mensch sich nicht mit dem Umschalten belasten müsse. Und Männer und Frauen fingen an, sich mit Jogginganzügen aus Stretch zu kleiden.

Da sorgte Gott für mageres Fleisch, damit seine Kinder weniger Kalorien verzehrten und trotzdem satt wurden.

Da schuf der Teufel McDonalds und den Cheeseburger.

Gott seufzte und schuf die vierfache Bypassoperation am Herzen. Und der Teufel erfand die gesetzliche Krankenversicherung.

Hat mir eine Dame aus Österreich zum traurigen Schmunzeln geschickt.

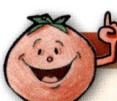

schlau macht gesund

Selbst ist der Mensch

Ihre Gesundheit haben nur Sie selbst in der Hand. Das kann man auch nicht mit einem monatlichen Beitrag auf eine Institution übertragen. Die kann einspringen, wenn im Krankheitsfall, eines Infarkts medizinische Behandlung nötig ist. Aber: Sie ist nicht verantwortlich dafür, dass Sie diesen Infarkt kriegen. Das sind zum Großteil nur Sie selbst. Mit Sahnedressing, Fernbedienung ...

Kohlenhydrate verkürzen das Leben.

29

Ja. Massiv! Da haben sich zusammengetan die Universitäten von Sidney und Bonn, haben sich mit dem Ernährungsthema Nummer eins (weltweit) beschäftigt. Mit den Kohlenhydraten.

Man sei sich einig, meinten die Universitäten, dass »*carbohydrate nutrition is related to oxidative stress and inflammatory markers.*« Man sei sich einig, dass Kohlenhydrate »*Feuer im Körper*« entfachen. Man sei sich einig, dass Kohlenhydrate über die Entzündung vermehrt Krebs und Herzinfarkte verursachen. Dass sei altbekannt. Auch Ihnen?

Jetzt hat man sich dafür interessiert, ob die erhöhte Sterblichkeit nach vermehrtem Kohlenhydratkonsum auch auf andere Entzündungskrankheiten zurückzuführen sei. Nämlich auf vermehrt Infekte, vermehrt Diabetes (tötet durch Entzündung), vermehrt Rheuma. Dies hat man untersucht an 1490 Frauen über 50. Dreizehn Jahre lang. Also ausreichend lang.

Ergebnis: Die Frauen mit dem höchsten Kohlenhydratkonsum starben hatten ein um 300 Prozent erhöhtes Sterblichkeitsrisiko.

Wollen Sie das wirklich noch länger hinnehmen? Sie? Für sich selbst? Offenbar hilft es ja schon, wenn man sich ein bisschen einschränkt. Nachdem man natürlich täglich essen muss, ergibt sich ganz von selbst, welchen anderen Stoff man dafür mehr isst.

Und genau das haben Ihre Vorfahren schon immer getan. Die haben dreimal mehr Eiweiß gegessen als Sie. Ein Fakt (Uni Rostock). Freilich: gestorben sind die dann am Säbelzahntiger.

Für Interessierte: *Lit.: Am J Clin Nutr 92:634, 2010*

Kartoffeln sind lebenswichtig.

30

Pustekuchen! Eine neue Studie zeigt: Kohlenhydrate, vor allem in Kombination mit Fett, zerstören Zellen der Bauchspeicheldrüse, begünstigen Diabetes. Sprich: die Bratkartoffeln. Das Butterbrot.

All das, was wir seit Kindheit gewohnt sind. Handfeste Kost eben. Pures Gift. Zivilisationsgift. Nachzulesen in Diabetologica online 2009 (Dreja, T. et al.).

Stellen Sie sich vor, diese Studie würde nicht die Bratkartoffel, sondern ein Konservierungsmittel betreffen. Oder ein Pflanzenschutzmittel, das an Ihrer Weintraube klebt. Eine ungewollt giftige Beimengung in unserer typischen Industriekost. Dann ginge ein Aufschrei durch Deutschland!

Ich hör nix. Denn Schuld war kein Konservierungsstoff oder gar ein Vitamin, es war ein Nahrungsmittel. In aller Munde. Für welches hier erstmals der Nachweis einer Zellzerstörung in der Bauchspeicheldrüse gelang. Es waren Kohlenhydrate.

Schlägt jetzt Öko-Test Alarm? Kümmert sich das Bundesministerium darum? Gibt es Bildzeitungs-Titelseiten wie für die Schweinegrippe? Wird dieser Giftstoff angeprangert? Pustekuchen.

Die Natur hat sich schon etwas dabei gedacht, als sie diese Welt schuf und die Kohlenhydrate nur sehr, sehr spärlich produzierte. Denn merke: Kohlenhydrate sind nicht essenziell, für die menschliche Ernährung nicht nötig. Sind überflüssig.

these› 31 FdH für ein längeres, gesundes Leben.

Genau: Essen Sie die Hälfte – lassen Sie die Kohlenhydrate weg! Haben Sie schon mal einen Brötchen-Acker gesehen, einen Spaghetti-Strauch, einen Hamburger-Baum? Dann dürfen Sie ruhig weiter 50 Prozent Kohlenhydrate essen. Das wäre ja dann Natur.

Aber irgend etwas müssen Sie ja essen. Sie können nicht plötzlich auf die Hälfte Ihrer täglichen Nahrung verzichten. Tun aber immer mehr von Ihnen. Die verzichten auf leere Kohlenhydrate. Auf Brot, Nudeln, Reis, Zucker. Unsere tägliche Abfüllung. Und müssen dann etwas anderes deutlich mehr essen. Gehaltvolle Dinge. Vitalstoffreiche Dinge. Fisch, Gemüse, Obst, Fleisch, Eier ... Das ist schlicht logisch.

Was sagt Ihr Körper dazu? Ja, nun – der wacht halt auf. Schließlich ist unser Körper genetisch programmiert, mit jedem einzelnen Bissen maximal Vitalstoffe zugeführt zu bekommen. Das ist normal. Das war schon immer so. Und was ist dann ein normaler Körper? Das schreibt mir eine junge Dame:

»Ich hatte ein Gynäkologen-Ultraschallbild voller Myome, die SOFORT entfernt werden sollten ... Aus der Intuition heraus durch absolutes Weglassen aller Kohlenhydrate war ich innerhalb von vier Wochen komplett geheilt, die waren einfach WEG, verschwunden, hatten sich in Wohlgefallen aufgelöst ... waren ›verhungert‹. Und ich bin mit einer Bandscheibe, die ›herausgeplatzt‹ (aus der Wirbelsäule) mein linkes Bein lähmte, vom OP-Tisch gekrabbelt, unter der Schelte von fünf Ärzten in eigener Verantwortung heimgegangen, habe Kohlenhydrate und Zucker konsequent weggelassen – und bin nach sieben Tagen aufgestanden, fünf Kilo leichter, schmerzfrei, um ganz vorsichtig wieder durch den Wald zu laufen. Seither gelte ich in der Klinik als medizinisches Wunder, weil es ja die Bilder gibt, Aufnahmen, auf denen zu sehen ist, dass ich ohne Operation nie wieder einen Schritt schmerzfrei gehen kann. Mir soll noch mal jemand erzählen, dass Nudeln, Reis und Brot mich glücklich machen.«

Selbstverständlich glauben Sie und glaubt jeder ernsthafte Arzt solche Geschichten nicht. Bloß, das interessiert die junge Dame nicht. Die ist einfach gesund geworden.

these› **An Diabetes sind die Gene schuld.**
32

Ja, zu zwei Prozent, zu 98 Prozent nicht. So mancher kann sich eine Schlanksein-Existenz in seiner wohlig-moppeligen Welt gar nicht mehr vorstellen. Und manchmal verdrängt man einfach, dass man das Ergebnis dessen mit sich herumträgt, was man oben in diese kleine Öffnung so täglich alles hinein schiebt. *»Sind halt die Gene«*, heißt es dann schicksalsergeben, *»wie soll ich mit diesen Genen abnehmen?«*.

Funktioniert. Darwin oder Mendel hatten eben nicht recht. Gene sind nichts Fixiertes. Nach heutigem Wissen sind 98 Prozent Ihrer gesamten Gene veränderlich. Beeinflussbar. Hängen von Ihnen ab. Sie haben Ihre Gene buchstäblich selbst in der Hand. Ein ganz entscheidender Gedanke.

Das weiß Professor Dr. Dr. Joost. In Potsdam. Dessen Arbeitsgruppe erforscht die gefährlichste Epidemie in Deutschland, den Diabetes. Die Zuckerkrankheit. Und kann Ihnen genau erklären, wie der Mensch zuckerkrank wird: Es sind die Gene. Aber die haben wir in der Hand!

So wurden erst kürzlich 39 Gene entdeckt, die »*beim Menschen mit der Diabetesentstehung in Zusammenhang gebracht werden*«. Der entscheidende Punkt: Diese Gene können entweder stumm geschaltet sein oder sehr, sehr aktiv. Und das haben wir selbst in der Hand.

schlau macht gesund

Was heißt: Leben essen?

Wir zerstören unsere Kost. Wir erhitzen sie, wir kochen sie. Deswegen: Essen Sie Leben! Essen Sie Kost, die noch Vitamine, Vitalstoffe, die ganzen Zauberelemente wie Zink und Selen enthält. Leben ist ein Apfel. In den Boden gesteckt, wächst ein Baum. Sie machen Apfelkuchen. Stecken Sie den Kuchen mal in den Boden und warten Sie. Sie werden lange warten. Leben ist ein Salatkopf, im Garten abgestochen. Zwar in dem Moment getötet – aber die Säfte zirkulieren noch. Eine Zeitlang. Der Salat bleibt noch einige Stunden frisch. Am Leben. Nur ganz so leicht ist das nicht. Sie könnten nämlich auch den Ärmel hochkrempeln, in das Wasserbassin fassen, den zappelnden Fisch herausholen, ihm den Kopf abhacken, feine Scheiben machen und … essen. Sushi.

Bewiesen an Mäusen. Zwei Gruppen. Beide durften fressen, so viel sie wollten. Die einen bekamen praktisch nur Fett, die anderen Kohlenhydrate mit Fett. Dick wurden sie beide.

Aber nur die Mäuse auf »Kohlenhydrate mit Fett«-Diät bekamen Diabetes. In vier Monaten. Und die Insulin produzierenden Zellen wurden von diesen entscheidenden 39 Genen zu 80 Prozent maximal angeschaltet. Nicht aber bei den Mäusen ohne Kohlenhydrate. Deren Gene haben erfreulicherweise geschlafen.

Das war schon alles. Kohlenhydrate schalten Zuckergene an, die die Insulin produzierenden Zellen zerstören. Übrigens über freie Radikale. Dann produziert der Körper kein oder zu wenig Insulin und ... die Zuckerkrankheit ist da.

Wir haben unsere Gene selbst in der Hand. Eine völlig neue, viel fröhlichere Sicht auf das Leben.

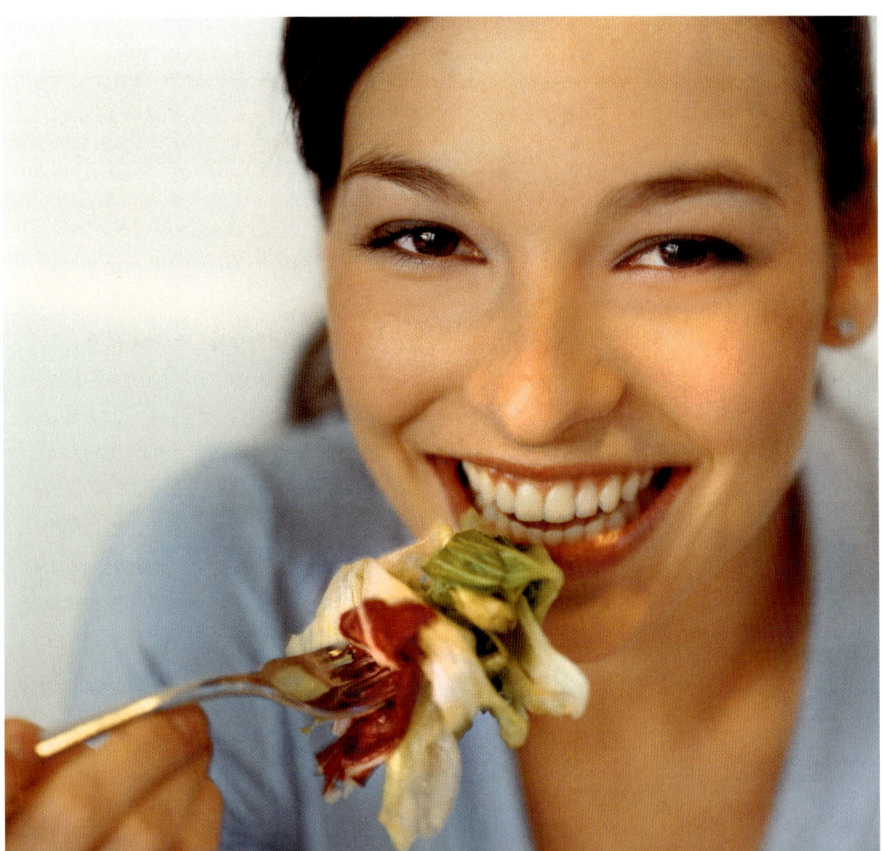

Brotlose Kost kann Leben retten.

33

Klug und wahr. Kohlenhydratarme Ernährung ist viel mehr als
nur eine geschmackliche Alternative zu Ihrer bisherigen Kost. Mehr
als nur die Möglichkeit, Ihr Leben ein bisschen auf den Kopf zu stellen. Kohlenhydratarme Kost – auch ketogene Diät genannt – kann
Ihr Leben retten. Ist eine Therapieform! Nun hat die Neue Zürcher
Zeitung wohl als erste renommierte, seriöse Zeitung ausführlich
über die Tatsache geschrieben, dass Ernährung Krankheiten
heilt.

Ohne Nebenwirkung, ganz natürlich und besser als mit Tabletten.
Nur ein paar Überschriften:

» ›Kohlenhydratarme Ernährung als Therapie. *Gute
Erfahrungen bei der Behandlung von Epilepsie. Experimenteller
Einsatz etwa bei Krebs.*‹

» ›Den Stoffwechselzustand, der für das Fasten typisch
*ist, erreicht man auch durch eine kohlenhydratarme Kost. Eine
solche ketogene Diät bewährt sich seit langem bei der Therapie von Epilepsie. Nun wird geprüft, ob sie auch bei anderen
Erkrankungen helfen kann.*‹

Und der Erfolg bei anderen Erkrankungen wird beschrieben: Bei
Krebs, besonders bei Hirntumoren bei Kindern (Uni Tübingen, Uni
Würzburg), bei Alzheimer, bei Parkinson.

In dem Artikel geht es in erster Linie um Epilepsie. Um die Tatsache, dass nach einem Jahr kohlenhydratarmer Ernährung (also
genetischer Normalkost, wohlverstanden) bei der Hälfte der Kinder
die epileptischen Anfälle um mehr als 90 Prozent verringert waren.
Also praktisch verschwunden waren.

Wegweisend der Satz, *»dass es bis dahin keine Medikamenten-
studie gibt, die ähnlich gute Ergebnisse über einen vergleichbaren
Zeitraum zeigte.«* Wir werden die Pharmariesen niemals los. Weil
die mit Magie ihr Geld verdienen. Mit unserem nicht ausrottbaren
Glauben an Wunderpillen: Einfach was Rotes in den Mund … und du
bist gesund. Tiefstes Mittelalter.

34

Wieso? Von irgend etwas muss man sich ja ernähren. Wenn schon nicht von Kohlenhydraten, dann von Fett. Aber … das ist doch tödlich? Oder? Doch nicht? Drei neue US-Meta-Analysen zeigen: Kein Zusammenhang zwischen dem Verzehr gesättigter Fettsäuren und dem Risiko für koronare Herzerkrankungen. Und: Eine fettarme Ernährung verlängert das Leben nicht. Als schädlich stufen die Forscher freilich die Transfette ein, die unter anderem beim Frittieren und in der Fabrik entstehen. Auch Übergewicht kann man nicht mehr auf den Fettkonsum schieben. Was sagt die DGE dazu? Sie hält an ihren Grundsätzen weiterhin fest. Dass Fett 30 bis 35 Prozent der täglichen Energiezufuhr ausmachen sollte, Eiweiß rund zehn und Kohlenhydrate bis zu 60 Prozent. Warum? Da möchte ich gerne die Ernährungswissenschaftlerin Ulrike Gonder zitieren.

»*Einige ältere Professoren haben ihre Karrieren auf dieser Theorie aufgebaut und immer noch das Sagen.*« Und: »*Die lassen sich offenbar auch von harten Fakten nicht überzeugen, denn es würde bedeuten, dass sie sich 40 Jahre lang geirrt haben.*«

Natürlich hängen da Milliardengeschäfte daran: Die Diät-Industrie mit ihrer leichten Butter und Magermilchprodukten, die Pharmaindustrie mit Cholesterinsenkern und Diabetes-Medikamenten. Und Sie, Sie lieber Mitbürger, tun mir leid. Denn die DGE bildet nämlich die Ernährungsberater aus. Und nur die werden von der Kasse bezuschusst und bezahlt, die das empfehlen, was die DGE sagt. Esst Kohlenhydrate. Spart an Fett. Zu viel Eiweiß ist gefährlich. Brrr.

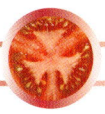

Die nudeldicke Deern hat ein
35 schlechtes Immunsystem.

Genau. Kohlenhydrate schaden über Stresshormone unserem Immunsystem. Außerdem raubt ihre Verarbeitung dem Körper wichtige Vitamine, die dann dem Immunsystem fehlen. Und sie beeinflussen Gene so, dass die Abwehr bereits auf der Haut stagniert.

Über unser Immunsystem wissen wir einigermaßen Bescheid. Wir kennen die T-Zellen, B-Zellen, die Antikörper, also die bekannte schnelle Eingreiftruppe unseres Immunsystems, wenn Viren und Bakterien uns krank machen wollen. Mit schweren molekularen Geschützen merzen sie die Eindringlinge effektiv aus. Freilich eine Riesenanstrengung für den Körper. Die hier verbrauchte Energie fehlt Ihnen natürlich woanders. Im Alltag.

Deshalb kennt der Körper ein zweites Immunsystem. Erst kürzlich bekannt geworden. Ein ganz anderes Abwehrsystem an der Grenze zwischen Außen- und Innenwelt, also auf der Haut oder in der Lunge. Dort, wo sich ja Millionen Mikroorganismen tummeln. Meist gutartig und erwünscht. Manchmal aber eben auch böse Keime. Und die werden schon im Grenzgewebe gestoppt. Das ist neu. Biomediziner der Universität Bonn sprechen hier von Foxo. Ein Gen-Schalter. Foxo schaltet die Gene für Abwehrproteine auf der Haut, in der Lunge, auf der Darmschleimhaut an. Abwehrproteine, die direkt am Tatort mögliche Krankmacher zerstören, indem sie deren Zellwände auflösen.

Der Witz also: die Krankmacher belästigen dann gar nicht unser eigentliches Immunsystem. Sie werden vorher abgefangen. Neu.

Jetzt kommt's: Foxo wird aktiviert bei niedrigem Insulinlevel. Laut Bonner Wissenschaftler also »im Hungerstatus«. Wir wissen's besser: Nicht im Hungerstatus, sondern wenn genetisch korrekt gegessen wird. Wenn man sich satt isst, aber eben nicht mit Kohlenhydraten.

Diesen Punkt muss ich immer wieder betonen: Wir müssen nicht hungern. Wir brauchen nur auf künstliche Kohlenhydrate zu verzichten. Und haben dann mehr Abwehrproteine auf der Haut, der Schleimhaut. Ganz konkret: Und bekommen damit weniger Grippe.

36 Kohlenhydrate haben auch was mit Asthma zu tun.

Ja. Asthma ist ja genetisch verankert. Hieß also bislang: Eigentlich kann man nichts machen. Aber wir wissen ja mittlerweile, dass man 98 Prozent seiner Gene verändern kann. Das heißt doch, dass man also auch genetische Veranlagungen selbst in der Hand hat?

Dann müsste man ja auch Asthma beeinflussen können? Man kann. Schreibt mir ein junger Mann wie folgt:

» … litt seit meiner Kindheit an asthmatischer Allergie. Nahm Antihistaminika und Ventolin usw. … Nach intensiver Auseinandersetzung mit Ihrer Lebenshygiene, sprich Kohlen-hydrate weglassen, Nahrung ergänzen mit Vitaminen, Mineralien sowie Omega 3, sind ALL diese Medikamente komplett überflüssig geworden. Seborrhoisches Ekzem ist verschwunden! Der Heu-schnupfen ist weg«

Und meine »Ersatzmedikamente« heißen: Kaum Kohlenhydrate, viel Eiweiß, viele Vitamine und Mineralstoffe, viel Omega 3.

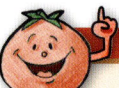

schlau macht gesund

Das Immunsystem und die Kohlenhydrate

Blutzucker hat einen starken Einfluss auf das Immunsystem. Mit hohen, häufigen Blutzuckerschwankungen nimmt die Zahl der weißen Blutkörperchen ab. Wer viel Zucker und Weißmehl isst, sorgt auch für schwelende Entzündungen im Körper. Messbar als hsCRP-Wert. Und auch im Darm wächst Ungutes heran. Ein hoher Zucker- und Stärkekonsum führt dazu, dass sich schlechte Bakterien vermehren. Die leben von vergorenen Zuckern und Kohlenhydraten.

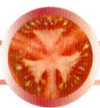
these› **Nudelentzug senkt den Blutdruck.**

37

Da staunen Sie? Schickt mir ein Chefarzt einen Artikel mit der Überschrift »Weniger Nudeln«, und kommentiert ihn mit sehr liebenswürdigen und höflichen Worten, dass offenbar *»Sie doch wohl schon immer Recht hatten«.* Welcher Mensch hört solches Lob nicht gerne …

Da ging es um eine Studie (Arch Int Med 170:136), in welcher fette Menschen mit Diabetes und Bluthochdruck, also Menschen, bei denen es um die Wurst geht, ein halbes Jahr anders ernährt wurden.

Der einen Hälfte wurde »die Zufuhr von Kohlenhydraten stark beschränkt«. Die andere Hälfte der dicken Menschen hat sich »fettarm ernährt und außerdem Orlistat eingenommen«.

Orlistat ist eine Kapsel, die die Fettaufnahme im Darm bremst. Verglichen wurden also eine kohlenhydratarme und eine fettarme Diät bei sehr dicken, bereits kranken Menschen.

Resultat: Nach sechs Monaten hatten beide »die Speckmasse um zehn bis elf Kilogramm reduziert«. Und den Blutzuckerspiegel und den Blutfettgehalt gesenkt. Beide vergleichbar stark.

Der Blutdruck aber *»sank nur bei jenen Personen, die sich von kohlenhydratarmer Kost ernährten«.*

Die Menschen, die auf den goldenen Rat »weniger Nudeln« setzten, konnten, so die Studie, Blutdruckmittel deutlich reduzieren, zum Teil ganz absetzen. Das klappte nicht bei fettarmer Ernährung.

Der gleiche Chefarzt legte eine zweite Arbeit bei vom diesjährigen Internistenkongress (2010). Wo als Sensation die Tatsache vorgestellt wurde, dass man – ich zitiere:

»Mit Bewegung die Gesamtsterblichkeit um 22 bis 34 Prozent und den Herzinfarkt um 27 bis 35 Prozent verhindern könne.«

Das sei das zusammenfassende Ergebnis aus über 100 Studien mit mehreren 100 000 Probanden im Jahre 2009.

Fazit: Lass die Nudeln weg! Beweg Dich! Das wird also – im Jahr 2010 – von Ärzten als neu und sensationell verkündet. Langsam wird's peinlich.

Weißbrot schadet Frauenherzen ...

... mehr als Männer es vermögen. Forscher der Universität Mailand fanden heraus: Frauen, die viel leere Kohlenhydrate essen, erkranken wesentlich häufiger am Herzen. Über acht Jahre hinweg untersuchten sie insgesamt 47 749 gesunde Personen – 15 171 Männer und 32 578 Frauen. Sie diagnostizierten bei 305 Frauen, 158 Männern eine Erkrankung am Herzkreislaufsystem. Die Frauen, die täglich 338 Gramm Kohlenhydrate zu sich nahmen, erkrankten doppelt so häufig, wie Frauen, die »nur« 234 Gramm Kohlenhydrate aufnahmen. Das ist doch eine Nachricht, meine Damen: Nur 100 Gramm weniger können Ihr Herz retten. Was meinen Sie, was passiert, wenn Sie 200 Gramm weniger essen? Ausprobieren :).

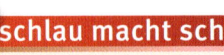 **schlau macht schlank**

Harte Fakten

Seit 1980 hat sich Übergewicht verdreifacht. Man rechnet damit, dass 2020 zwei Drittel der Menschen zu dick sind. Das fand die Organisation für wirtschaftliche Zusammenarbeit und Entwicklung (OECD) heraus. Dicke sterben acht bis zehn Jahre früher, es gibt mehr übergewichtige Männer als Frauen (57 gegenüber 46 Prozent), Kinder mit dicken Eltern haben ein vierfach höheres Risiko auch dick zu werden. Übrigens: Deutschland liegt in der OECD-Studie übergewichtiger Erwachsene an fünfter Stelle, hinter Spanien, Griechenland, Großbritannien und dem Spitzenreiter USA.

these› Kohlenhydratentzug wirkt manchmal
39 so gut wie ein Wunder.

Genau! Professor Florian Holsboer ist in meinem Weltbild einer der Großen, Professor für Psychiatrie, Direktor des Max-Planck-Instituts in München. Schreibt in der Einleitung seines neuen Buches die Worte:

»... eine Depression, schwere Angstzustände, aber auch eine Schizophrenie haben ihre Ursache in biologischen Fehlregulationen des Gehirns«.

Mitbekommen? So nebulöse, so schwer definierbare Zustände wie Depression oder Angst sind sehr wohl fassbar. Sind biologische Fehlregulationen. Anderen Ortes spricht der Professor aus München von Stoffwechselkrankheiten. Und da kennen wir uns doch bestens aus.

Da brauchen wir nicht auf die altbekannte zu strenge Mutter im fünften Lebensjahr zurückzugreifen, sondern das können wir messen. Biologische Fehlregulationen können wir messen. Im Blut. Wir tun das in unserer Praxis. Übrigens gegen erhebliche Widerstände von Institutionen wie der Krankenkassen. Denen das viel zu neu, viel zu modern und natürlich viel zu teuer ist. Verstehe ich alles. Nur: Wer misst, kann helfen.

So wie ich soeben einem jungen Mann mit Schizophrenie geholfen habe. Arbeitsunfähig. Gestern kommt das Mail der Mutter, die sich herzlich bedankt, weil ... die Krankheit praktisch verschwunden sei. Der Sohn könne wieder arbeiten. Schizophrenie. Einfach »weg«. Dann, wenn man sich auf modernste Wissenschaft einlässt. Auf die Erkenntnis, dass auch dies eine Stoffwechselerkrankung ist.

Mag für jeden einzelnen Patienten ein bisschen anders aussehen. In diesem Fall war es die Gabe von Omega 3 plus Kohlenhydrat-Entzug. Was ich damit sagen will: Egal welche Krankheit Sie haben, lassen Sie einfach mal die Kohlenhydrate weg – und gucken Sie was passiert. Ein Wunder? Oder modernes Wissen.

40

Neuestes Uralt-Wissen. Ketonkörper reichern sich dann an in Ihrem Blut, in Ihrem Körper, wenn Sie umschalten vom Kohlenhydrat- auf den Fettstoffwechsel. Ketonkörper werden aus Fett hergestellt. In Ihrer Leber. Genau das tritt ein beim Fasten. Ein Ritual, bekannt seit ewigen Zeiten bei allen Völkern.

Fasten, auch eine ketogene Diät, bewirkt, wie die meisten von uns wissen, Gedankenklarheit, Euphorie. Wird aber auch eingesetzt zur Behandlung kranker Menschen.

Ketogene Diät heilte innerhalb eines Jahres 50 Prozent aller an Epilepsie erkrankten Kinder schon 2001 im John's Hopkins Hospital. Hochinteressante Erklärung: Diese Ketonkörper drosseln die Hyperaktivität von Gehirnzellen (bei Epilepsie), schwächen die spontane Aktivität von schnell feuernden Nervenzellen. Denke ich an ADHS. Meines Wissens bei Kindern so noch nicht erforscht.

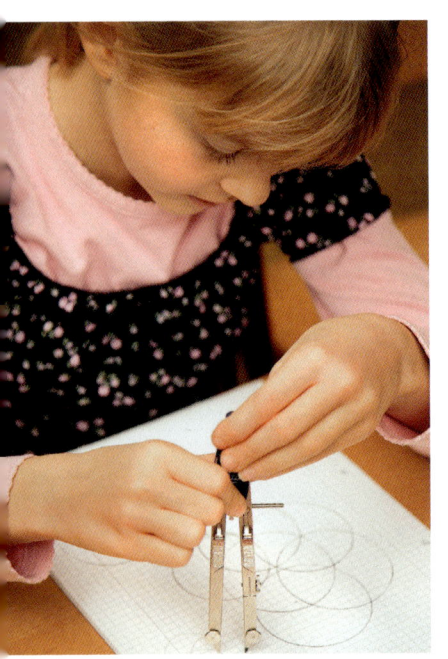

Ketonkörper machen noch mehr: Sie steigern die Zellatmung im Gehirn (bei jungen Ratten). Etwas höchst Erwünschtes. Zellatmung im Gehirn möchte auch ich steigern. Da wurde man aufmerksam. Also hat man weiter geforscht. Heute weiß man, dass Ketonkörper (also Verzicht auf Kohlenhydrate) auch bei anderen Erkrankungen mit einem Defekt im Hirn-Energiestoffwechsel wirken, etwa beim Alzheimer oder beim Parkinson.

Tatsächlich kann man bei Mäusen beweisen, dass eine ketogene Diät die typischen Alzheimer-Ablagerungen um 25 Prozent verringert. Und vermehrt Ketonkörper im Blut verhindern bei Mäusen die typischen Nervenschäden und Bewegungsstörungen bei Parkinson. Das wurde in einigen wenigen kleinen Studien auch bereits bei Menschen gezeigt.

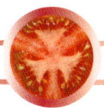

Kurz und gut: Zunehmend lese ich in der Literatur von Vorteilen, sobald man Kohlenhydrate streicht. Nie aber vom Gegenteil.

Merke: *»The actual amount of carbohydrates required for health is zero«.* (Dr. Eames)

these› Zucker macht das Hirn kaputt.
41

Stimmt! Das Gehirn lebt von Zucker. Wenn Sie nun aber ständig Zucker essen, macht Sie das ständig müde und unkonzentriert. Langfristig führt das zu Demenz. Und über Insulinresistenz zu Diabetes. Das Insulinsystem stimmt im ganzen Körper nicht mehr – auch im Gehirn. Und das ist fatal. Dann können die Nervenzellen nämlich keinen Zucker mehr aufnehmen. Und wissen Sie, was dann passiert? Logisch. Dann stellt das Gehirn seine Tätigkeit ein. Ohne Zucker, keine Gedanken. Und genau das hat man bei Alzheimerpatienten festgestellt. Wer als Erwachsener einen Diabetes (Zuckerkrankheit) entwickelt, hat ein um mindestens 66 Prozent erhöhtes Risiko, an einer Demenz oder Alzheimer zu erkranken. Also wenn Sie keinen Alzheimer kriegen wollen, sollten sie mal über Zucker nachdenken.

 schlau macht gesund

Gehirnaktiv

Morgens braucht das Gehirn Zucker. Fruchtzucker. Essen Sie Obst. Und dazu Eiweiß mit den gehirnaktiven Aminosäuren, die glücklich machen, die wach machen, die kreativ machen ... Sojamilch, Buttermilch, Joghurt – oder einen Eiweißshake. Und bitte: Schicken Sie Ihr Kind nicht hungrig in die Schule. Das tut ein Viertel aller Rabeneltern.

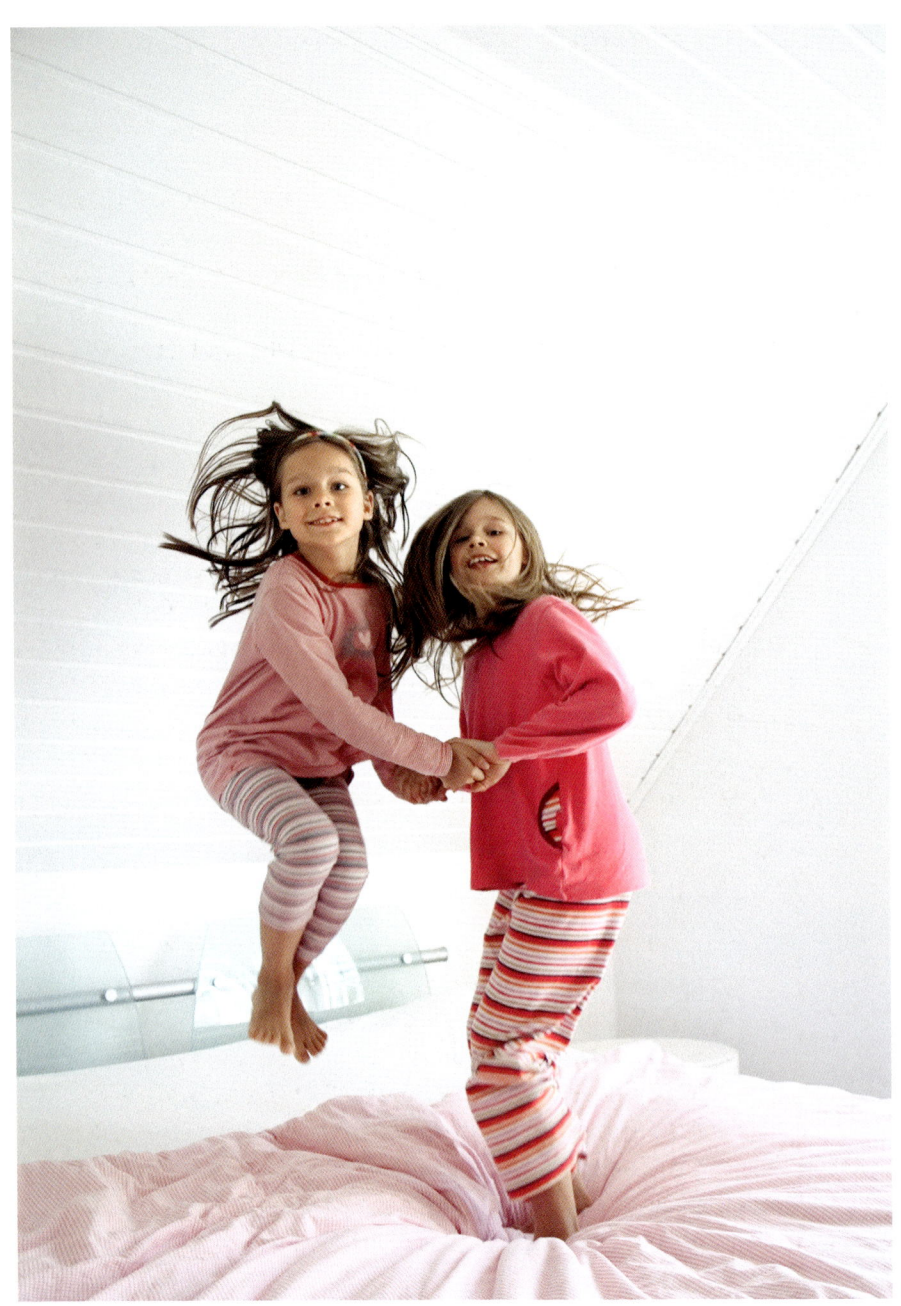

these› Hyperaktiven Kindern hilft keine Diät.
42

Falsch. Hört man nur immer wieder. Und der Onkel Doktor schreibt **Ritalin** auf. Ritalin? Das ist Doping. Kinderdoping. Geht anders. Der Kinderneurologe Prof. J. Egger empfiehlt, bei Kindern mit ADHS, also hyperaktiven Kindern, eben nicht gleich mit Ritalin zu dopen, sondern er empfiehlt eine andere Ernährung. Eine andere? Wörtlich: *»Nahrungsmittel, die reich an Omega-3-Fettsäuren und hochwertigen Eiweißen sowie fettlöslichen Vitaminen und Spurenelementen sind.«*

Kommt Ihnen bekannt vor? Nenne ich genetisch korrekte Kost. Aber jetzt kommt es erst. Der Herr Professor meint weiter: *»Wichtig hierbei ist die Aufnahme in naturbelassener Form«*.

Können Sie damit etwas anfangen? Naturbelassene Form? Denke ich immer an die Kochsendungen im Fernsehen. Da werden die Tische alibi-geschmückt in naturbelassener Form. Nämlich mit buntem Obst und Gemüse. Sieht herrlich aus. Und dahinter wird geschwitzt. Wird geschmurgelt und gebrutzelt und zerstört und kaputt gemacht. Die Natur. Wird eifrig Schmutz und Gift erzeugt, von

schlau macht gesund

Von Zuckern und Zapplern

Bartley G. Hoebel von der Princeton-Universität in New Jersey zeigt, dass Zucker die Ausschüttung natürlicher Opioide stimuliert – jedenfalls bei Ratten. Wurde den Nagern ihre tägliche Zuckerration entzogen, bekamen sie Schüttelfrost und wurden rastlos. Natürlich ist Zucker auch auf der Zusatzstoffliste für die Auslöser des Aufmerksamkeits-Defizit-Hyperaktivitäts-Syndroms (ADHS). Der amerikanische Kinderarzt Marvin Boris: *»Den Speiseplan umzustellen bringt deutlich mehr, als den Kindern Psychodrogen zu verschreiben«*. Scheint bei uns noch nicht jeder zu wissen.

Acrylamid bis hin zu den Transfettsäuren. Millionen gucken zu und machen es nach. Und wundern sich über ihre hyperaktiven Kinder.

Naturbelassene Form habe ich einmal genannt: *»Essen Sie Leben, trinken Sie Leben«.* Man kann es präziser nicht ausdrücken.

these› **43 Die Diabetes-Epidemie kann man stoppen.**

Ja. Kann man. Auf dem Kongress der Deutschen Diabetes-Gesellschaft machte man dieses Jahr einen sensationellen, völlig neuen Vorschlag, gegen die »Diabetesepidemie« in Deutschland vorzugehen. Ich zitiere im Folgenden den Tagespräsidenten Prof. Dr. Michael Nauck, der von aktuellen Erkenntnissen berichtet. Demzufolge sind Vorbeugungsmaßnahmen um so erfolgreicher, je früher im Leben sie stattfinden. Und was für Vorsorgemaßnahmen? Jetzt kommt's: *»Die Zauberformel ist ein mittelintensives Training der Ausdauerfitness«.* Und das mindestens fünfmal pro Woche 30 Minuten lang. Da fällt mir die Kinnlade runter. Man hat – endlich, endlich – eine Zauberformel gefunden, um der Diabetesepidemie vorsorglich zu begegnen: Ausdauerfitness. Freut mich.

Und dann spricht Prof. Nauck nicht etwa über Ernährung, sondern gleich über neue Tabletten. Wie schwierig es sei, deren hilfreiche Wirkung nachzuweisen. Wie lange dies dauere (pro Studie acht bis 15 Jahre). Dass man diese Tablettenstudien aus finanziellen Gründen vielleicht leider, leider einschränken müsse. Kein Wort über die Lösung. Über die Heilung. Über die Möglichkeit, die Diabetesepidemie in Deutschland völlig zu stoppen: Über das Weglassen von Kohlenhydraten. Wenn Sie keine Kohlenhydrate essen, kommt kein zusätzlicher Zucker ins Blut, können Sie keinen Diabetes Typ-2 haben. Geht nicht. War in der DDR selbstverständlich. Die Ärzte setzten ihre Diabetes-2-Patienten auf wenig Kohlenhydrate. Gab nicht so viel Insulin zum Spritzen. Die brauchtes es dann auch nicht. Gesunder Menschenverstand. Ist die Zucker- und Mehl-Industrie wirklich so übermächtig?

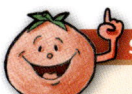

schlau macht gesund

Das beugt Diabetes vor

Da lesen wir im »Spiegel«: »*Diabetes Typ-2: Mehr als 90 Prozent aller Erkrankungen werden durch einen Lebenswandel ausgelöst, für den des Menschen Körper nun einmal nicht evolviert ist: Zum widernatürlichen Bewegungsmangel kommt eine Ernährung voller Industriezucker.*«

Das ist Diabetes Typ-2. 8,4 Millionen Deutsche. Die ihre Beine verlieren und blind werden. Was Sie aber eben nicht lesen, liegt vor mir täglich neu auf dem Schreibtisch. Als Beilage in Ärzteblättern. Wissenschaftlich verpackte Broschüren mit der Überschrift

Typ-2-Diabetes an der Wurzel packen!

Und dann wird uns Ärzten lange erklärt, welche neue Tablette, in dem Fall die Inkretinmimetica, den Diabetes an der Wurzel packen. Tabletten. Pillen. Natürlich noch teurer. Weil moderner.

these› **44**

Cornflakes verstopfen die Adern.

Richtig. Das tun Zucker, Schokoriegel, Müsliriegel, Corneflakes – lauter Kohlenhydrate, die schnell ins Blut gelangen. Wissenschaftler der Universität von Tel Aviv untersuchten die Prozesse in den Arterien, die vor, während und nach dem Essen von zucker- und stärkehaltigen Lebensmitteln stattfinden.

Das Ergebnis: Lebensmittel mit einem hohen glykämischen Index (Glyx) wie Cornflakes oder Zucker zerstörten die Zellschichten der Gefäßwände. Das führt auf Dauer über Arteriosklerose zu Herzinfarkt. Studienleiter Dr. Michael Shechter hat natürlich die Lösung des Problems parat: »*Mit einer Kost reich an Gemüse, Nüssen und Hülsenfrüchten sowie täglich 30 Minuten Training kann man diesen Erkrankungen vorbeugen und tut gleichzeitig etwas für die Figur.*«

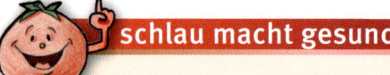

Junkfood macht Alzheimer

Der US-Forscher Hugh Hedrie von der Universität von Indiana verglich über sechs Jahre hinweg schwarze Amerikaner mit Nigerianern, und zwar insgesamt 4500 Menschen. Dabei fand er heraus: Unter den schwarzen Amerikanern erkranken doppelt so viel an Alzheimer. Warum? Schuld sei der Lebensstil. Die Ernährung. Das wabbelige Weiße um den Hamburger. Und ein paar E-Nummern ...

these›
45 Man kann das Herzinfarktrisiko um die Hälfte reduzieren.

Ja. Kann man. Wenn man will. Nur – würden Sie denn ein Auto kaufen, dessen Airbag sich lediglich in null bis drei Prozent aller (Un)Fälle öffnet? Nein, gell? Aber Sie schlucken Tabletten, die das Herzinfarktrisiko um null bis drei Prozent senken. Statine. Für viele Milliarden Dollar jährlich. Dabei gibt es durchaus Alternativen, die nicht in null bis drei Prozent, sondern in 50 Prozent und mehr helfen ...

50 Prozent. Also die Hälfte. In absoluten Zahlen. Denn es geht auch anders. Sie wollen wissen, wie? An der Universitätsklinik Barcelona wurden 9000 Übergewichtige mit erhöhtem Cholesterin, Zucker, Blutdruck einmal nicht mit Tabletten behandelt, sondern delikat ernährt: mit frischem Fisch, bunten Salaten, Olivenöl, Walnüssen und Pampelmusen.

Resultat nach drei Monaten: Signifikant gesunken waren Körpergewicht, Cholesterin, Triglyceride, Blutzucker und Blutdruck. Und – ich zitiere: *»Das Risiko für Herz-Kreislauf-Erkrankungen lässt sich bei diesen Patienten um die Hälfte reduzieren.«*

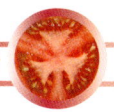

Das schafft keine Tablette auf dieser Welt. Die Entscheidung liegt einzig und allein bei Ihnen.

Übrigens: Das wirklich Wichtige bei diesem Mittelmeer-light-Rezept, der Unterschied zwischen Leben und Tod, ist tatsächlich das, was eben nicht da steht. Nämlich das, was Sie nicht essen sollten, wenn Sie leben wollen. Die Kunst besteht manchmal eben im Weglassen. Im Beiseiteschieben von Industriemüll in Form von Brot, Nudeln, Zucker ...

these› 46 Kohlenhydrate erhöhen das tödliche LDL-Cholesterin.

Ja, Zucker macht das Blut fett. Jeder zweite Deutsche stirbt an seinen Blutgefäßen, an Herz-Kreislauferkrankungen, an Herzinfarkt und Schlaganfall. Nachdem er vorher jahrelang Tabletten geschluckt hat.

Nur ein Beispiel: LDL-Cholesterin ist genau der Stoff, den der Pathologe (wenn es zu spät ist) aus den Herzkranzgefäßen herauskratzt. Ist der Stoff, der die Blutgefäße verschließt. LDL-Cholesterin ist die Basis der Arteriosklerose.

Hier gibt es Neues. Natürlich aus den USA. Natürlich. So berichtet Dr. William Davis, *»dass die Messung von LDL der sicherste Index für Kohlenhydrataufnahme ist. Besser und sicherer, als wenn man Blutzucker oder Triglyceride misst«.*

In anderen Worten, die Zufuhr von Kohlenhydraten erhöht das schlimme LDL-Cholesterin. Bedeutet andersherum: Stoppe die Kohlenhydratzufuhr, und du senkst das tödliche LDL! Tödlich für immerhin knapp die Hälfte der deutschen Bevölkerung. So um die 30 bis 40 Millionen.

Aber weiter mit Dr. Davis: Da spricht die Ärzteschaft über Einschränkung von gesättigtem Fett oder über Statine, also Tabletten, und weiß nicht, dass die Einschränkung von Kohlenhydraten (Mehl und Zucker) der wirkliche Schlüssel für die Senkung von LDL-Cholesterin ist.

47 Katzenfutter ist gesünder.

Genau. Katzen haben es da manchmal einfacher. Jedenfalls wenn sie einmal einen Unfall haben oder verletzt werden. Wenn sie eine Operation brauchen und wieder gesund werden sollen.

Und genau jetzt, an diesem Punkt, gibt es einen himmelweiten Unterschied zwischen Mensch und Tier. Jeder Tierarzt weiß um die entscheidende Rolle der Ernährung nach Verletzung, nach Operation. Und jeder Tierarzt weiß hinter sich die Nahrungsmittelindustrie. Die nicht gegen den Arzt, nicht gegen den Patienten, sondern für ihn arbeitet.

Eine der großen US-Firmen nennt sich Hill's. Die stellen auch Katzenfutter her. Und da lese ich, und zitiere wörtlich: »Die ausreichende Versorgung mit Nährstoffen ist für alle genesenden Tiere von größter Bedeutung.«

Hill's bietet dafür eine »einzigartige, hochschmackhafte Formulierung, in der hochverdauliche Proteine und Fette mit einem erhöhten Gehalt spezifischer Aminosäuren, Vitaminen, Omega-3-Fettsäuren

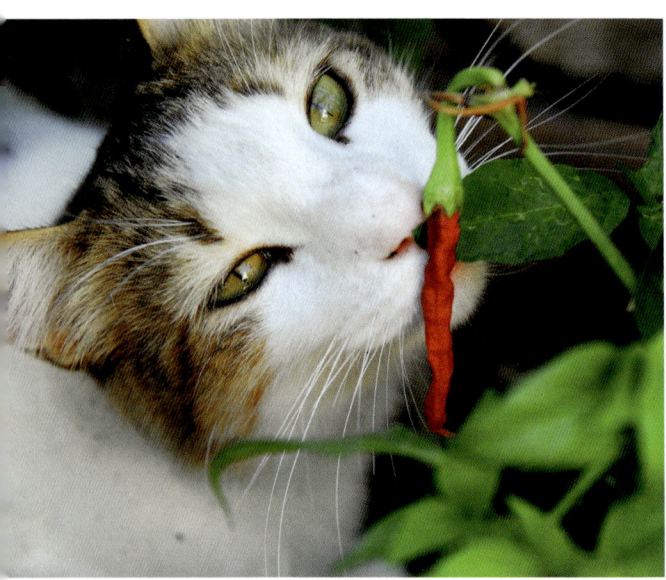

und Mineralstoffen kombiniert wurden, um die Wund- und Gewebeheilung zu fördern, das Immunsystem zu unterstützen.«

Und weiter lesen wir, dass Futtermittel besonders eiweißhaltig sein müssen, da die Fähigkeit des Körpers, Energie aus Kohlenhydraten und Zucker bereitzustellen, nach Verletzungen, nach Operationen, in der Rekonvaleszenz vorübergehend herabgesetzt ist.

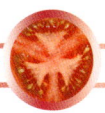

Das ist Wissenschaft. Das ist Wissen. Das die Katze wieder gesund werden lässt. Katze müsste man sein.

Kaum eine Spur dieses Wissens treffen wir in Krankenhausküchen an. Ich weiß das, weil ich es persönlich erlebt habe. Beim Menschen fällt Heilung … offenbar vom Himmel. Da freut es mich umso mehr, dass sich der Nutzen der Mittelmeerküche mit vielen frischen Zutaten bis in die Uniklinik Erlangen herumgesprochen hat. »Doktor empfiehlt Buntbarsch als Medizin«, titelt die Regionalzeitung über den Kardiologen Prof. Werner Daniel. Immerhin, von den 1300 Patienten greifen jetzt 500 täglich lieber zu Seefisch und Gemüsespießen. Und die anderen …?

 **schlau macht gesund**

Katzen kriegen die bessere Anti-Krebs-Diät

In der Praxis des hiesigen Tierarztes hängt ein Plakat, in welchem für Tiernahrung geworben wird. Und da lese ich doch tatsächlich: Tiernahrung bei Tumorerkrankungen: Enthält erhöhte Gehalte an Fett und Eiweiß (speziell Omega-3-Fettsäuren und Arginin) sowie weniger Kohlenhydrate zur
» Fütterung des Patienten, nicht des Tumors
» Verbesserung der Lebensdauer und Qualität
Da rieselt es mir den Rücken hinunter: Fütterung des Patienten, nicht des Tumors. Wissen Sie, was der krebserkrankte Mensch in unseren Kliniken bekommt? Infusionen. Glukose 10 Prozent. Damit füttert man, wie wir heute wissen, den Tumor. Krebs lebt vom Zucker. Das ist Tierärzten längst bekannt. Die sind hier viel weiter. Die behandeln viel moderner. Die kennen sogar Arginin. Katze müsste man sein.

these› 48 Erblichen Bluthochdruck senkt man am besten mit Medikamenten.

Falsch. Hier möchte ich einfach einen Förster erzählen lassen: *»Vor genau zehn Jahren (bin Jahrgang 1961) begann ich täglich fünf Milligramm Bisoprolol zu nehmen. Essenzielle Hypertonie! Das wurde von einem Spezialisten für Herz-Kreislauferkrankungen diagnostiziert und von mehreren Hausärzten bestätigt, »erblich«. Auf meine (!) Frage hin damals, ob es irgend etwas mit der Ernährung zu tun haben könnte, verneinten alle Ärzte jeglichen Zusammenhang. Einer zweifelte etwas, da ich eigentlich kein ›typischer Bluthochdruckpatient‹ sei. Ich bin 1,89 m groß, wiege 88 kg, von Beruf Förster, treibe auch etwas Ausdauersport.*

Vor zwei Monaten sah ich bei meiner Lebensgefährtin einen Buchauszug von Ihnen liegen. Ich stellte am nächsten (!) Tag meine Ernährung um. Ich nehme ausreichend Eiweiß und Vitamine zu mir und esse am Tag ein Kilo ›Grünfutter‹ und Obst.

Das mit der ›Steinzeiternährung‹ erschien ja auch völlig logisch, in meinem Beruf kenne ich jede Menge Parallelen aus der Tierwelt dazu. Blutdrucksenker nehme ich keine mehr. Ich hab sie weggeworfen. Meine Migränemittel gleich hinterher. Nebenhöhlenprobleme verschwanden auch. Am vergangenen Wochenende lief ich meinen ersten Halbmarathon.«

these› 49 Zucker macht keinen Karies.

Unterzeichnet Dr. Süßwaren-Industrie. Komisch. Bis zur Einführung des raffinierten Industriezuckers hatten Menschen, die sich Zucker und Mehl nicht leisten konnten, praktisch auch keine Karies. Heute fault es in aller Munde. Karies ist mit 90 Prozent die häufigste und am weitesten verbreitete ernährungsabhängige Zivilisationskrankheit in westlichen Industrieländern. Die Bakterien in der Mundhöhle leben von den Kohlenhydraten aus unserer Nahrung

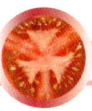

und wandeln sie in Säuren um. Zerstören wertvolle Zahnsubstanz. Vor allem, wenn man mal hier nascht – und mal da. Zucker kommt man heute eh nicht mehr aus. Schon Vollwertkost-Vater Max-Otto Bruker sagte: *»Die Möglichkeit, jedes einfache Nahrungsmittel durch Süßung mit Zucker in ein Genussmittel verwandeln zu können, steigert seine Verwendung als Lust erzeugenden Stoff fast ins Unbegrenzte.«* Die Menschen kaufen das Ketchup, den Fleischsalat doch nur noch, wenn's süß schmeckt. Eskimos, Massai kennen kein Karies. Und bei uns wird dem Kind mit Bonbons, Nussnugatcreme und Limonade schon früh bleibender Schaden fürs ganze Leben zugefügt.

these › 50 Mit Brot und Nudeln verschwinden auch Asthma und Ekzeme.

Ja. Wenn Sie die Brötchen gegen Orangen-Carpaccio tauschen, Croissant gegen marinierten Mango-Mozzarella, Pommes gegen Spargel-Eier-Salat, wird für so manchen von Ihnen ein Traum wahr. Weil Sie nicht nur leichter, sondern auch gesünder werden. Weil in diesem erstrebenswerten Zustand der Stress im Büro von Ihnen »abperlt wie Ruß von einem Lotusblatt«. Bitte lesen Sie mit mir zusammen (geteilte Freude ...) folgende Mail:

»Mein Heuschnupfen: ist zu 95 Prozent verschwunden, d. h. nur noch drei Taschentücher am Tag statt vorher fünf Pakete und keine wirkungslosen Antihistaminika mehr; nach 25 Jahren mit heftigsten Beschwerden bis hin zu ersten Asthmaanfällen finde ich das spektakulär

» *Ekzeme: bisher nicht mehr aufgetreten, nachdem ich zuvor jahre-lang mit Cortison-Creme behandelt habe*

» *Herzrasen beim Einschlafen: nur noch eine müde Erinnerung für mich; ich schlafe wie ein Baby*

» *Rückenbeschwerden: Ich verfüge nur über schlappe 57 Prozent Muskelkraft des Durchschnitts; meine Behandlung beginnt dem-nächst und ich habe keinen Zweifel, dass ich wieder völlig gesund werde trotz Prolaps und Protrusion*

» *Achillessehnenbeschwerden: Nach meinem Abriss vor vier Jahren bin ich jetzt zum ersten Mal völlig beschwerdefrei – da bin ich gleich mal wieder losgelaufen zusammen mit meiner Frau, ganz behutsam wegen des Rückens, aber spätestens nächstes Jahr lau-fe ich wieder Marathon Hand in Hand mit meiner Frau*

» *Ernährung: Umgestellt auf genetisch korrekte Kost, und siehe da – das schmeckt sensationell viel besser; meine Frau und ich entdecken eine völlig neue Geschmackswelt (Ihre Rezepte sind super); nebenbei habe ich mal eben acht Kilo abgenommen (wiege jetzt 74 kg bei 185 cm) und baue immer noch Fett ab (hört das auch mal wieder auf?)*

» *Stress im Büro: perlt von mir ab wie Ruß von einem Lotusblatt.«*

Und dieser ganze wunderschöne Katalog, diese persönliche Erfolgsbilanz wird dann noch zusammengefasst wie folgt:

»Ich laufe nicht lächelnd durch den Wald, ich grinse breit vor lau-ter Glück. Meine Frau und ich waren in unserem ganzen Leben noch nie so glücklich wie in den letzten vier Wochen«.

Mehr muss ich dazu nicht sagen. Oder?

these› **Krebszellen essen Zucker.**
51

Ja, Krebs kann man aushungern. Gott sei Dank spricht sich die-se einfache Medizin gegen die schreckliche Krankheit langsam herum, ich zitiere aus einem Brief vom 29. 09. 2010: *»Wir haben in der Familie eine Frau Mitte fünfzig. Vor ein paar Jahren Brustkrebs-Diagnose, dann Behandlung und als geheilt entlassen. Zwei Jahre später Metastasen.*

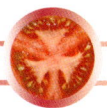
Geringe Überlebenschancen. Hatte das Glück an einen guten Arzt zu geraten, der ihr alle Kohlenhydrate gestrichen hat. Inzwischen ist sie längst wieder gesund und hat die neue Diät beibehalten, weil sie keine Gewichtsprobleme mehr hat. Ihr Mann hat aus Solidarität mitgemacht und hat natürlich auch keine Gewichtsprobleme mehr.«

Ein Wissenschaftler, der die Kohlenhydrate nicht unterschätzte, war der deutsche Nobelpreisträger Otto Warburg. Er hat herausgefunden, dass die Krebszellen einen anderen Stoffwechsel als die übrigen Körperzellen haben. Das wissen wir nun seit 1924. Man kann seine Entdeckung auf einen kurzen Nenner bringen: Bösartige Krebszellen essen Zucker. Nur Zucker.

Damit hat sich jetzt wieder ein deutscher Forscher beschäftigt. Am deutschen Krebsforschungszentrum hat Dr. Johannes Coy das TKTL1-Gen nachgewiesen, das die Basis dieses von Warburg beschriebenen veränderten, nämlich reinen Zuckerstoffwechsels darstellt. Dr. Coy sagt: *»Der Übergang von der Tumorzelle in die aggressive Krebszelle, die Metastasen bildet, ist zuckerabhängig.«*

Dr. Coy erklärt weiter: *»Brot, Brötchen, Nudeln, Pizza und Gebäck gehören für viele zur täglichen Ernährung. Dabei ist die im Weizen enthaltene Stärke nur eine andere Form von Zucker. Unmittelbar nach dem Essen steigt der Blutzuckerspiegel daher schnell und stark an. Und genau dieser immer wieder jeden Tag mehrmals ansteigende hohe Blutzuckerspiegel ist letztlich für den Ausbruch so genannter Zivilisationskrankheiten wie Fettleibigkeit, Alzheimer, Herz-Kreislauferkrankungen oder Diabetes und nicht zuletzt auch für Krebs verantwortlich. Schließlich stellt der immer wieder stark ansteigende Blutzucker für die wuchernden Krebszellen eine opti-*

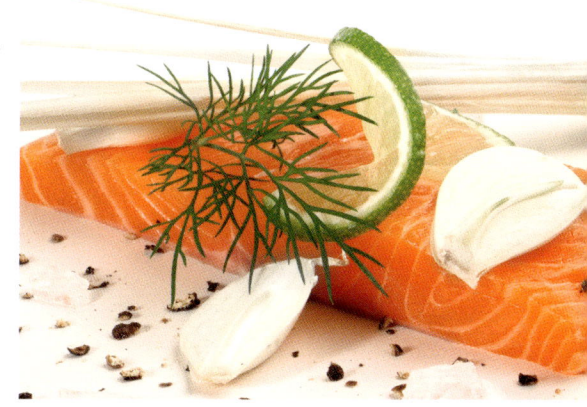

male Energieversorgung dar und fördert dementsprechend ihr Wachstum.«

Danke! Endlich sagt jemand die Wahrheit. Und Dr. Coy schlägt prompt eine »Ernährung gegen Krebs« vor. Logischerweise möglichst wenig Glukose, also Kohlenhydrate, dafür ein hoher Anteil an »speziell zusammengesetzten Ölen sowie biologisch hochwertigen Proteinen«. Damit würden, so Dr. Coy, gezielt gesunde Zellen mit Energie versorgt, während aggressive Krebszellen mit ihrem hohen Glukoseverbrauch ausgehungert werden. Diese neue TKTL1-Ernährungstherapie fordert also das Weglassen von *»glukose- und stärkehaltigen Lebensmitteln wie in erster Linie Brot, Teigwaren wie Nudeln, Kartoffeln, süßes Obst, zuckerhaltige Getränke, viele herkömmlichen Süßwaren und Konfitüren«.*

Mein Kommentar: Da schau her!

Und gegessen werden sollen hochwertige Öle, wie Olivenöl, Fischöl. Und hochwertige Proteine. Wertvolles Wissen.

Bitte vergessen Sie nie: Jeder dritte Deutsche erkrankt an Krebs. Und bitte vergessen Sie auch nicht: Eskimos essen ausschließlich Eiweiß und Öl. Und bei ursprünglich lebenden Eskimos gibt es, so lesen wir, keine Krebserkrankung. Na so ein Zufall.

these› Zuckerhaltige Getränke erhöhen
52 das Krebsrisiko.

Leider wahr. Bei Menschen, die als Jäger und Sammler lebten und leben, kam und kommt der Tod durch Krebs kaum vor (das fiel schon Albert Schweitzer 1913 auf). Der Tod durch Krebs beschränkt sich im Wesentlichen auf drei Lebewesen: Den Menschen mit westlicher Lebensweise, den Hund und die Hauskatze, die einzigen Lebewesen, die einen hohen Konsum von Kohlenhydraten aufweisen, die schnell und viel Glukose freisetzen.

»Zucker macht Bauchspeicheldrüsenkrebs«, ist gesichertes Wissen aus dem Karolinska Institut, dem Mekka der Hormonforschung.

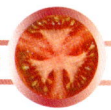

80 000 gesunde Männer und Frauen wurden acht Jahre überwacht. Wer mehr als zweimal täglich zuckerhaltige Getränke zu sich nahm, hatte ein bis zu 90 Prozent höheres Risiko für Krebs der Bauchspeicheldrüse. Da erschrickt selbst ein Arzt. Und sogar bei Teilnehmern der Studie mit »nur« häufigem Genuss gesüßter Getränke, darunter vor allem gezuckerter Kaffee, war das Risiko für ein Pankreaskarzinom immer noch bis zu 70 Prozent erhöht.

Da denke ich an Cola-Trinker. An Kinder, die an tägliche Limonade gewöhnt werden. Nicht sind! Viel schlimmer: An Fruchtsäfte wie Apfelsaft, nichts weiter als elfprozentiges Zuckerwasser genau wie Cola. Übrigens von »offiziellen Ernährungsexperten« ausdrücklich empfohlen. Und ganz besonders denke ich an deutsche Tankstellen. Flächendeckende Zuckerversorgung garantiert. Neben zwei anderen höchst beliebten Drogen ...

 schlau macht gesund

Kein Zucker, kein Dickdarmkrebs

Aus dem Jahr 2007 stammt eine Studie der Harvard-Universität. Die besagt: Vernünftige Ernährung verhindert nachweislich Dickdarmkrebs und Tod. In dieser Krebsstudie an mehr als 1000 Teilnehmern (erkrankten!) aus Boston (JAMA 2007, 298 (7):754) wird gezeigt, dass vernünftige Ernährung bei bereits an Krebs Erkrankten Rezidive und Tod deutlich verhindern. Verglichen mit normaler Ernährung, hier genannt »westlicher Stil«. Vernünftige Ernährung heißt hier »Obst, Gemüse, Geflügel und Fisch«. Und westlicher Stil, also krankmachende Ernährung, heißt hier »Fleisch, Fett, verarbeitete Kohlenhydrate und Dessert«. Ich muss Ihnen hoffentlich die krebserzeugenden Nahrungsmittel – verarbeitete Kohlenhydrate sowie Dessert – nicht übersetzen mit Brot, Nudeln und Zucker. Das Resultat dieser Studie aus Boston ist eindeutig. Verarbeitete Kohlenhydrate machen Dickdarmkrebs. Oder in anderen Worten: Brot macht Krebs.

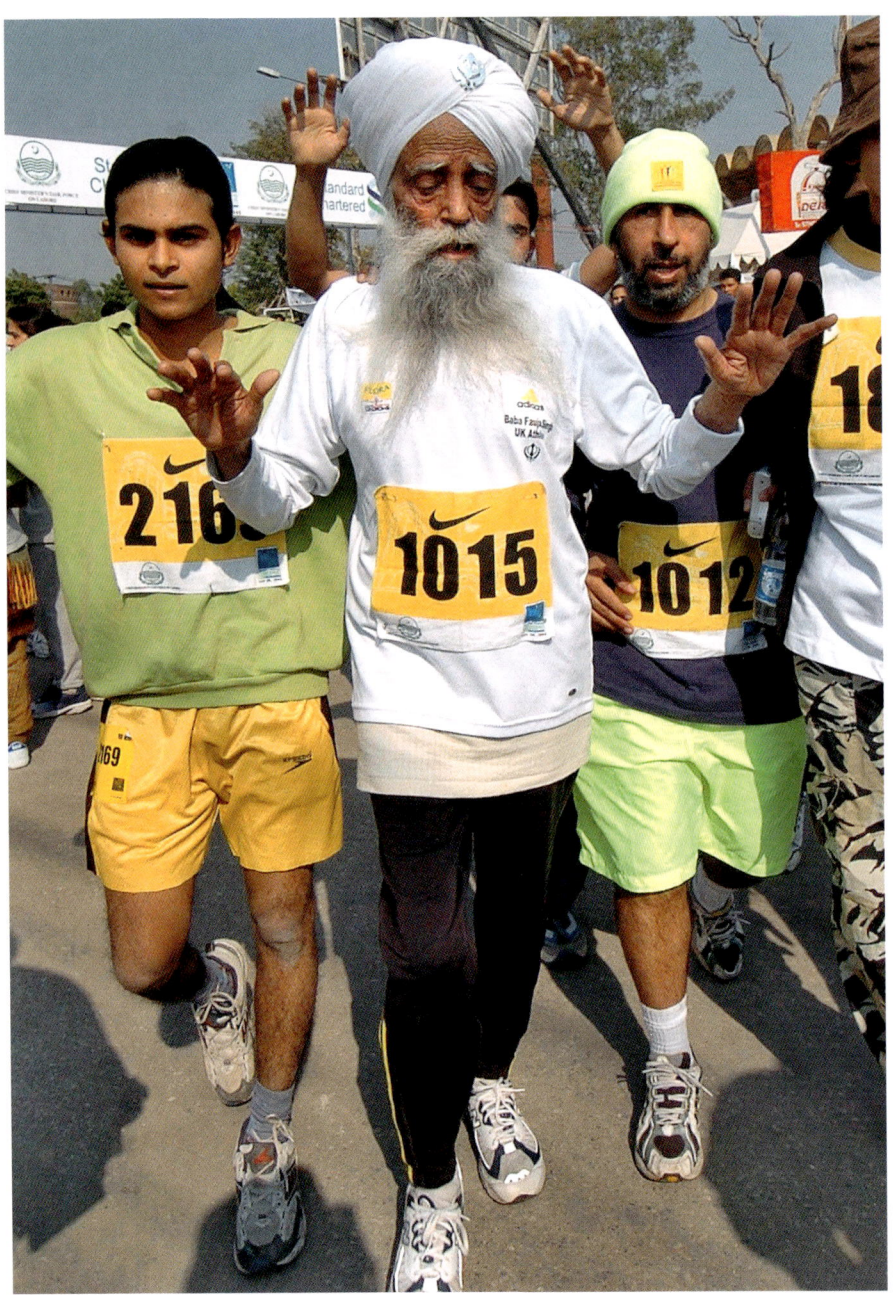

these› Auch mit 86 ist es noch nicht zu spät.

53

Natürlich nicht, auch mit 86 will man noch leben! Bei manchen kommt die Erkenntnis, dass künstliche Kohlenhydrate viel, viel mehr als nur Dickmacher sind, einfach zu spät. Müssen sich einem letztlich tödlichen Schicksal ergeben.

Andere wiederum reißen das Ruder noch einmal herum. Auch mit 86 Jahren kann sich das Leben noch einmal dramatisch ändern. Ist das nicht eine wundervolle Nachricht? Spitzen Sie nicht auch die Ohren? Zitat wörtlich: *»Jetzt fühle ich mich wohl mit 86 Jahren und fit, weil ich keine fremde Hilfe benötige.«*

Jetzt heißt: erst jetzt. Vorher war das anders. Vorher war das Leben normal, üblich, beschwerlich. Mit 86 Jahren. Und dann hat sich etwas geändert. Was? Lesen Sie doch bitte mit:

»Dass ich kein Insulin-novo-mix-30 mehr zu spritzen brauche, ergaben bald die täglichen Blutzucker-Messungen. Aber auch alle mir verordneten Medikamente: Meto Hexal 47,5, 2 x Karvea 75, 1 Iscover 75, konnte ich absetzen. Vorher wollte ich es nicht glauben, bin aber so froh und glücklich darüber, denn 2008 musste ich wegen zu vieler Medikamente und einer Entgleisung stationär ins Krankenhaus.«

Jetzt sei sie fit und benötige keine fremde Hilfe. Und wie hat sie das geschafft? Wie ändert man sein Leben mit 86 Jahren? Ganz einfach: Mit dem *»guten Rat, meine Ernährung umzustellen und keine Kartoffeln, Nudeln und Brot mehr zu essen. Ihr Rezeptbuch ›Die neue Diät‹ ist mir dabei ein guter Helfer. So esse ich viel Gemüse, trinke täglich den Eiweißshake und nehme Vitamine und Omega 3 und Arginin ... und laufe und bewege mich viel an frischer Luft.«*

Leben! Auch mit 86 Jahren. Luis Trenker hat es uns doch vorgemacht.

Auf dem Bild links sehen Sie übrigens Fauja Singh. Mit 99 Jahren läuft er noch regelmäßig Marathons.

Sport hungert Krebszellen aus.

Natürlich! Lassen Sie mich über Günther sprechen. 56 Jahre. Geschäftsführer. Zwölf-Stunden-Tag. Der soeben beim Triathlon in Roth beteiligt war. Und die Radstrecke von 180 Kilometer in 4:53h bewältigt hat. Das ist Bestzeit. Er ist der Beste seiner Altersklasse. Der Beste beim größten Triathlon der Welt. Ich plaudere häufig mit ihm. So heute wieder, als er über den gestrigen Sonntag berichtete. Über seine übliche, sonntägliche 180 km-Trainingsfahrt. Puls 140. Sein Trainingsalltag. In der kargen Freizeit. Auf diesen 180 Kilometern hätte er zweimal Wasser getrunken. Keine Powerriegel, keine Bananen, keine Müsliriegel, kein üblicher Quatsch (Zitat Dr. Warnecke).

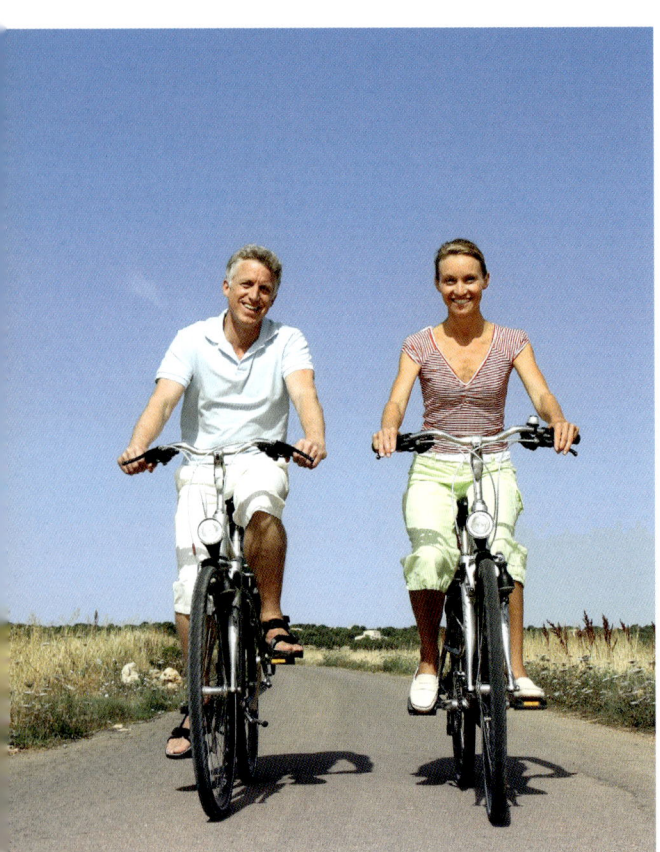

Wissen Sie, was Günther da jedes Mal tut? Sie glauben, der trainiert hochintelligent seine Fettverbrennung. Ich weiß: Er rottet seine Krebszellen aus. Er macht ihnen den Garaus. Er hungert sie aus. Er verbrennt jedes, aber auch jedes Rest-Molekül Zucker in seinem Körper. Er macht den Körper damit – so gut wir das heute wissenschaftlich zeigen können – tumorfrei. Immer wieder! Auch bei Ihnen, bei jedem von uns, bilden sich täglich Krebszellen. Ganz normal. Man muss sie nur wieder zum Verschwinden bringen. Und darf sie nicht füttern. Man kann damit nicht früh genug beginnen. Man kann nicht früh genug im Leben sich lösen von den wohl gefährlichsten Kunstprodukten, die der Mensch erfunden hat: Zucker und Mehl. Künstliche Kohlenhydrate. In hohem Maße … unnatürlich!

Führt zu systemischen Krankheiten. Krebs.

these› **Rotes Fleisch verursacht Krebs.**

Irrtum. Das habe ich schon immer für eine typische Sinnverwirrung von Ernährungsexperten gehalten. Denn dann müssten ja alle Löwen an Krebs sterben. Genau so wie alle Inland-Eskimos, die sich im Winter ausschließlich von luftgetrocknetem Rentierfleisch ernähren. Dummerweise sind die putzmunter und gesund.

Mit den typisch roten Ohren, die alle Ernährungsexperten (sogenannte Dipl. oec. troph.) auszeichnet, wurde bereits 2007, festgestellt: Entwarnung. Fleisch macht keinen Krebs. Sei jetzt »wissenschaftlich« festgestellt. Es dauert halt, bis das alle roten Ohren aufnehmen.

Präziser: Von 16 aktuellen Studien haben 13 diesen dümmlichen Verdacht widerlegt. Und die drei Studien, die rotes Fleisch als Risikofaktor für Krebs sehen, kommen bezeichnender Weise ausschließlich aus Nordamerika. So Professor M. Hill, Vorsitzender der European Cancer Prevention Organisation. Wie macht man bloß solche Studien?

Da erinnere ich mich doch: Bei den XXVI. Olympischen Sommerspielen 1996 in Atlanta (USA) wurden die Sportler schriftlich gewarnt, während der Spiele Fleisch von den üblichen Fastfood-Ketten zu essen. Sie könnten sonst bei den Dopingproben unangenehm auffallen.

Fleisch in USA enthält viel Umsatzförderndes, darunter ganz offiziell auch Anabolika. Nun ja, wem's schmeckt …

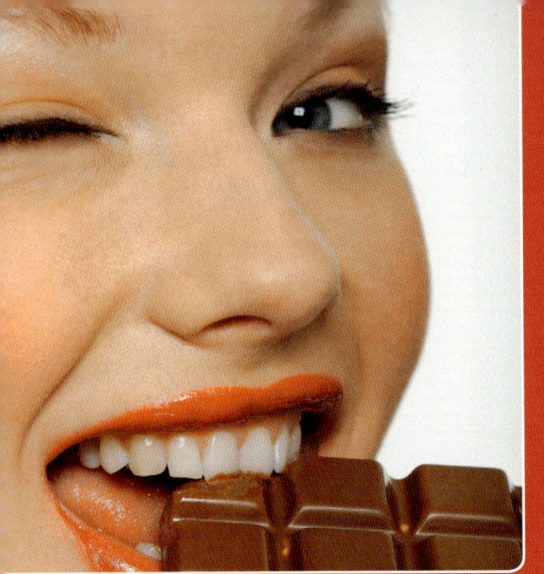

gute laune & super-leistung

Sind wir ohne Schokolade wirklich so unglücklich? Ist es eigentlich wahr, dass Süßes die Kriminalität ansteigen lässt? Und wie läuft man nun einen Marathon am schnellsten? Über Zucker und Laune, Nudeln und Leistung sind über Jahrzehnte hinweg viele Märchen erzählt worden.

these› **Zucker macht gute Laune.**
56

Falsch. Zu viel Zucker und Weißmehl machen depressiv! Ein britisches Forscherteam untersuchte die Essgewohnheiten von 3486 Büroangestellten. Und die Forscher fanden heraus, wer so naturbelassen wie möglich isst, hat ein um 26 Prozent geringeres Depressionsrisiko. Auch australische Forscher verfolgen Ernährung und Stimmung von 1046 Frauen über zehn Jahre hinweg, und eine spanische Forschergruppe analysierte die Daten von 10 094 Männern und Frauen über mehr als vier Jahre. Alle fanden heraus: Wer frische Kost isst – nenne ich genetisch korrekte Kost – hat ein niedrigeres Depressionsrisiko als derjenige, der verarbeitete Lebensmittel – nenne ich Industriemüll – isst.

Auf Deutsch: Schlechtes Essen macht unglücklich. Aus vielen Gründen. Zum Beispiel, weil ständig wankende Blutzuckerspiegel das Immunsystem schwächen. Und Sie wissen, wie man sich fühlt, wenn man kränkelt. Oder weil es dem Gehirn an fröhlich machen-

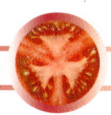

den Omega-3-Fettsäuren fehlt. Oder die gehirnaktiven Aminosäuren oder Mineralien, wie Selen. Wie gesagt. Es gibt viele Gründe, die einen über den Teller ins Unglück stürzen können. Wollen Sie nicht. Essen Sie Leben!

these› Schokolade macht glücklich.

57

Stimmt. Schokolade zerschmilzt auf der Zunge. Und jeder einzelne Nerv wird in Watte gewickelt. Sie lehnen sich zurück und spüren: Das ist Glück. Kennen Sie das? Die derzeit gängige Erklärung der Wissenschaftler lautet etwa so: Typische Schokolust ist ein Zeichen dafür, dass in Ihrem synaptischen Spalt Ebbe ist. Sie haben viel zu wenig vom Gute-Laune-Hormon Serotonin. Eine Lösung: Schlechte Laune – einfach Schokolade essen, der Neurotransmitter Serotonin im Gehirn steigt an – schlechte Laune weg. Glück da. Also jeder Riegel macht in Ihrem Gehirn Glück, aber mit Zucker und Fett. Und darum macht jeder weitere Riegel auch dick und süchtig.

»Carbohydrat-Craving« sagen Amerikaner dazu. Zur Ess-Sucht, die »glücklich« macht. Unter dem Einfluss von Serotonin verschwinden Müdigkeit, Schmerzempfindlichkeit und Ängste. Sensible Menschen – und darum auch mehr Frauen – reagieren besonders stark auf das Glückssystem, das Serotonin anbietet: Kohlenhydrate plus Fett lassen den Serotoninspiegel ansteigen.

Typische Glücksboten aus der Speisekammer: Eis, Schokolade, Torte, Chips. Besonders anfällig sind Frauen. Sie haben zwar mehr Serotonin – nur sie reagieren auch sensibler auf Verluste. Fehlt die Glücksdroge, dann signalisiert das Gehirn »Hunger« und drängt die Hand zum Griff zur Schokolade. Vor allem abends hat einen die Sucht fest im Griff.

Wirklich glücklich sind Carbohydrat-Craver natürlich nicht. Sie bedienen sich nur eines chemischen Schalters im Gehirn und werden dabei dicker und dicker.

Moleküle der Gefühle

Für Biochemiker ist Ihre Seele eine individuelle Mischung aus Neuro-Chemikalien. Es gibt etwa 10 000 an der Zahl. Diese Chemie in Ihrem Gehirn macht Ihre Gefühle. Und ihre Hirnchemie können Sie beeinflussen, mit dem, was Sie essen. Fehlen nämlich bestimmte Nahrungsbestandteile, wichtige Aminosäuren, wichtige Fette, kann Ihr Gehirn keine Chemie produzieren, kein Wachsein, kein Merken, kein Glück. Sie sehen in dieser Liste stehen keine Kohlenhydrate. Gute Gefühle bestehen aus Eiweiß und essenziellen Fetten. Nicht aus Zucker!

» Acetylcholin lässt Sie lernen, denken und merken
» Adrenalin und Kortison machen wach
» Dopamin sorgt für wohliges Zufriedensein, kontrolliert die Bewegung, macht kreativ
» Endorphine stillen den Schmerz, tauchen einen in Glück
» Endovalium entspannt, löst Angst
» Serotonin macht ausgeglichen und ruhig
» Testosteron sorgt für inneren Antrieb, Dynamik, Aggressivität
» Östrogen hellt die Stimmung auf

Stimmt irgend etwas nicht, mit den kleinen Molekülen der Gefühle, leidet der ganze Mensch. Essen Sie Leben! Bewegen Sie sich!

these› **Zucker macht süchtig.**

58

Ja. Leider wahr! *»Zucker in der Nahrung kann mindestens abhängig, vielleicht gar süchtig machen«.* Das sagt Bart Hoebel von der Princeton Universität. Muss er wissen. Er hat sich auf die neurowissenschaftlichen Grundlagen von Suchtverhalten spezialisiert. Was

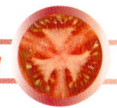

dem Gaumen schmeichelt, wie Zucker, Eis und Kuchen, macht das Gehirn süchtig. Was Sie wissen, erforschten die Wissenschaftler an Ratten. Die fütterten sie ein paar Wochen lang mit einer zuckerhaltigen Lösung – und dann entzogen sie ihnen den süßen Stoff wieder. Verglichen mit Ratten, die normales Futter bekamen, zeigten die mit Zucker gefütterten Tiere Entzugserscheinungen: Zähneklappern, Angstschreie. Als die Forscher den Ratten wieder Zucker gaben, schlangen Sie den viel schneller herunter als zuvor. Im Gehirn der zuckerabhängigen Ratten fanden die Forscher mehr Rezeptoren für Dopamin. Ein Zeichen für zunehmende Abhängigkeit.

Süßes macht »high«. Der Nucleus accumbens, eine Region unseres Vorderhirns, schüttet, wenn wir Dinge zu uns nehmen, die uns gut tun, Opioide aus, die uns »high« machen. Darunter Dopamin. Und das wollen wir dann natürlich gerne immer wieder haben: Gut fühlen, high fühlen, wach fühlen, glücklich fühlen. Dopamin ist die Triebfeder, die uns antreibt, immer wieder zur Zigarette zu greifen, zum Zucker, zum Wein. Darum ist Zucker oft stärker als der Wille.

Und Übergewicht verlangt nach mehr. Übergewichtige haben weniger Dopamin-Rezeptoren im Gehirn. Daher müssen sie mehr Schokolade essen, um das High-Gefühl zu locken. Und das machen sich die chemischen Appetitzügler zunutze. Die arbeiten über das Dopamin-Prinzip: Sie verhindern den Rückstrom von Serotonin und Dopamin ins Gehirn. Die Folge: Das Appetitregulationszentrum schaltet auf »bin zufrieden, bin satt«. Geht wie immer auch ohne Chemie. Mit dem Eiweißbaustein Tyrosin – aus dem entsteht nämlich Dopamin.

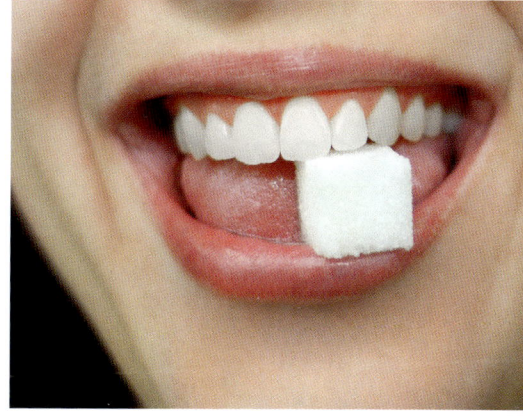

Der Weg aus dem Süßhunger

Probieren Sie es doch mal mit Tyrosin ... Aus Phenylalanin macht Ihr Körper Tyrosin, und daraus Dopamin. Tyrosin selbst ist also die direkte Vorstufe von Dopamin. Tyrosin macht Sie munter. Nur es fehlt vielen, darum sind alle um Sie herum ständig so müde. Und Tyrosin wird auch als Antidepressivum eingesetzt. Ihrem Gehirn steht in aller Regel genug Tyrosin – auch zur Bildung von Dopamin – zur Verfügung, wenn Ihr Gesamteiweißspiegel hoch ist, sie also alle vier Stunden eine Portion Eiweiß essen – Eiweiß ohne Fett. Sie wissen, das dauert. Der schnelle Weg: Tyrosin gibt es auch in der Apotheke zur Nahrungs- ergänzung. 1000 Milligramm L-Tyrosin täglich verwandeln Belastung in positive Herausforderung. Wirken wie eine Antriebsfeder.

... oder mit Glycin Fehlt Ihrem Körper die Aminosäure Glycin, dann haben Sie Heißhunger auf Süßes – wahrscheinlich, weil Glycin selbst süß schmeckt. Schokolade hilft da nur kurzfristig. Shaken Sie sich lieber einen Eiweißdrink.

these›
59 Lebensmittel können glücklich machen.

Eindeutig ja. Hier eine kleine Sammlung meiner liebsten Glücksbringer:

Austern Das Zink darin macht dynamisch und macht Lust, sorgt für viel Testosteron. Viel Zink steckt auch in Weizenkleie und Sonnenblumenkernen.

Bitterschokolade: Pures Soulfood. Enthält aufputschende, stimmungsaufhellende, luststeigernde biogene Amine – und die machen einfach glücklich.

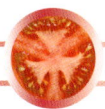

Bananen: Sie enthalten viel Tryptophan. Daraus baut sich das Gehirn Serotonin – mit Hilfe des Zuckers aus der Banane. Auch gute Spender: Datteln und Feigen, Dinkel, Amaranth und Weizenkeime.

Blaubeeren: Ihre Anthocyane hemmen Enzyme, die für den Abbau wichtiger Botenstoffe verantwortlich sind, wie Dopamin und Serotonin. Das macht nicht nur das Hirn leistungsfähiger, hellt die Stimmung auf. Beugt auch Krankheiten vor wie Depressionen und Parkinson.

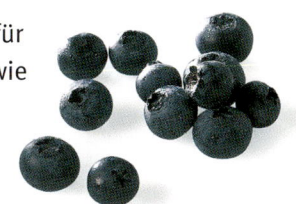

Chilischoten: Auf die Schärfe (Capsaicin) reagiert der Körper mit Ausschüttung von morphiumartigen Schmerzkillern, den Endorphinen. Sie wirken schmerzhemmend, beruhigend und angstlösend, schaffen eine wohlig-glückliche Stimmung. Auch gut: Peperoni, Meerrettich und Senf.

Lachs: In Regionen, wo viel Fisch gegessen wird, leiden die Menschen seltener unter Depressionen. Omega-3-Fettsäuren (DHA) regen die Bildung von Serotonin an, hemmen die Bildung chemischer Botenstoffe (Zytokine), die an der Entstehung von Depressionen beteiligt sind. Fisch, wie z. B. Makrele, Thunfisch, Seelachs, Hering, aber auch Leinöl und Bio-Käse füllen die DHA-Tanks wieder auf.

Hülsenfrüchte: Linsen und Bohnen enthalten viel Tryptophan und liefern überdies die Kohlenhydrate, die nötig sind, damit unser Gehirn daraus Serotonin bastelt, gleich mit.

Ingwer: enthält den Scharfstoff Gingerol – und der macht fröhlich. Zwei Scheiben vor dem Essen kauen, das regt auch gleich noch den Fettstoffwechsel an.

these› 60 Wir brauchen Zucker & Co für schelle Energie.

Eine Weisheit von gestern! Es heißt immer: Schnelle Energie sind Kohlenhydrate. Und deshalb unerlässlich für den Sportler wie für den Kopfarbeiter. Die immer wieder auf schnelle Energie ange-

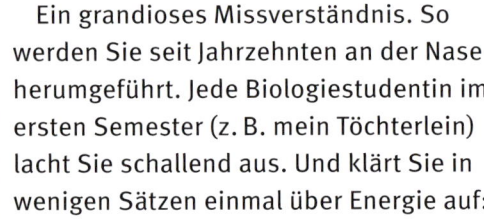

wiesen sind.

Ein grandioses Missverständnis. So werden Sie seit Jahrzehnten an der Nase herumgeführt. Jede Biologiestudentin im ersten Semester (z. B. mein Töchterlein) lacht Sie schallend aus. Und klärt Sie in wenigen Sätzen einmal über Energie auf:

Energie wird in Ihren Mitochondrien produziert. Und nennt sich ATP. Ein Triphosphat. Entsteht in der so genannten Atmungskette. Und die wiederum wird bedient vom Citrat-Zyklus. Hatten Sie auch schon mal im Biologieunterricht. Und dieser Citrat-Zyklus wird angefeuert entweder von Glukose, also von Zucker, oder von Fett.

Dem schlussendlichen ATP ganz hinten in der Kette ist es völlig gleichgültig, wer den Prozess angestoßen hat: Ob Kohlenhydrate oder Fett. Das ATP weiß davon gar nichts mehr. Und deshalb gibt es eben keinen Unterschied zwischen der Fettenergie und der Kohlenhydratenergie.

these› 61 Kohlenhydrate machen faul.

Stimmt! Bewegungsdrang kann man auch wissenschaftlich untersuchen. Hat Prof. Markus Stoffel getan. Am Institut für Molekulare Systembiologie in Zürich. Der nennt Bewegungsdrang wissen-

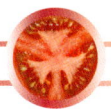
schaftlich Foxa2. Ein Protein. Ein sehr raffiniertes Protein, das bestimmte Gene überredet, zwei Eiweißstoffe im Gehirn zu bilden: MCH und Orexin. Sachen gibt's.

Das Hübsche an diesen zwei Fremdwörtern ist, dass die im Gehirn Bewegungsdrang und Nahrungsaufnahme aktivieren. Ganz logisch: Erst wird gerannt und dann wird gegessen. Und das wird laut Prof. Stoffel gesteuert durch Foxa2.

Wenn man's nur hätte. Foxa2 verschwindet dann, wenn Ihr Insulinspiegel ansteigt. Wenn Sie Kohlenhydrate essen. Selber schuld. Zucker, Kohlenhydrate unterdrücken also den Auslöser für Bewegungsdrang.

Glauben Sie mir, das habe ich nicht erfunden. Das ist publiziert in der berühmten Zeitschrift »Nature« am 03.12.2009.

Es kommt aber noch schlimmer: Bei fetten Mäusen findet man, dass dieses geniale Foxa2 ständig inaktiv ist und zwar unabhängig vom Insulinspiegel, unabhängig davon, ob die fette Maus gerade Kohlenhydrate gefressen hatte oder nicht. Ob das auch für dicke Menschen gilt? Na … was glauben Sie? Und gleich die Gegenprobe: Da wurden Mäuse gezüchtet bei denen Foxa2 ständig aktiv war. Das kann man. Und siehe da, diese Tiere produzierten mehr MCH und Orexin und bewegten sich fünfmal mehr als normale Mäuse.

 **schlau macht fit**

Kohlenhydrate machen wach?

Einfach nicht wahr. Man meint zuckergutgelaunt heißt wach. Stimmt nicht. Kohlenhydrate machen müde. Kohlenhydrathaltige Mahlzeiten führen zu Entspannung, machen schläfrig und verlangsamen die Reaktionszeiten. Eiweißhaltiges Essen macht wach, schlagfertig fit und fördert schnelles Denken.

Neun von zehn Menschen sind
62 Nudel-Junkies.

Leider wahr. Sie spüren selbst ganz deutlich, wie schnelle Kohlenhydrate, also Zucker, Sie auf Touren bringen? Klar. Einfache Antwort: Weil Sie ein Carbo-Junkie sind. Weil Sie abhängig sind. Weil Sie drogenabhängig sind. Weil Sie vom Zucker abhängen. Weil Ihre Stoffwechselenzyme reine Zuckerenzyme sind. Misst man mit der Spirometrie: Ihr RQ ist 1,0.

Sie müssen Kohlenhydrate essen, Sie sind auf sie angewiesen. Weil Sie den ganzen Tag müde sind. Und nur kurz aufwachen, kurz, wenn Sie Kohlenhydrate reinschieben. Sie müssen zum Frühstück ein Müsli essen. Und um zehn Uhr eine Banane nachschieben. Und mittags Kartoffeln aufhäufen. Und nachmittags Kuchen essen. Und so weiter, und so weiter. Weil Ihr Stoffwechsel nur noch Kohlenhydrate kennt (gilt für neun von zehn Deutschen) müssen Sie ihn auch mit Kohlenhydraten bedienen. Sie sind abhängig geworden.

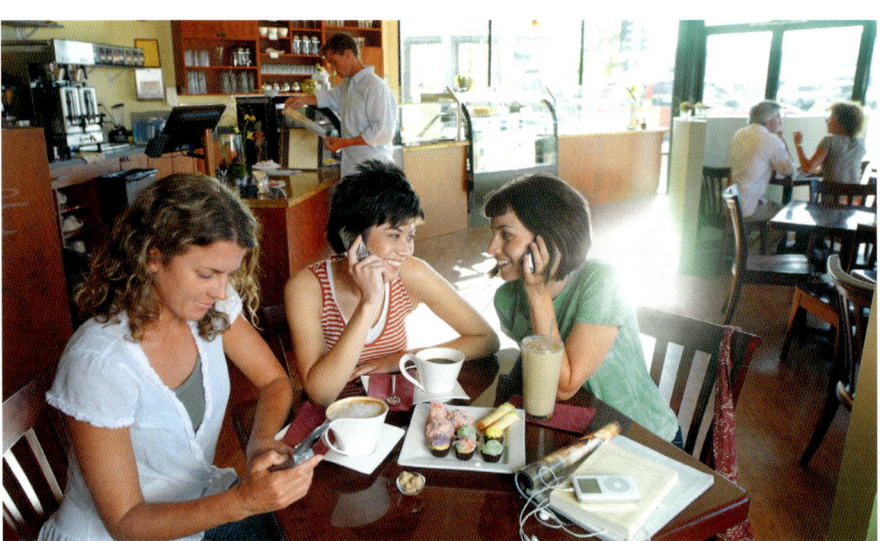

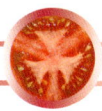

Sie wissen gar nicht mehr, dass Fett den gleichen Energieschub liefert. Nur eben ohne Abhängigkeit und ohne Höhen und Tiefen. Ohne den Zuckeransturm und den Zuckerabfall. Zuckerabfall? Nennen Sie Unterzucker. Beim Marathon den Mann mit dem Hammer.

Das kann man messen! Lassen Sie sich doch einmal im Leben bestätigen, dass Sie ein reiner Zuckerverbrenner geworden sind. Und denken Sie dann einmal kurz darüber nach, weshalb die Natur uns einen unendlichen Energiespeicher, den Fettspeicher, gegeben hat, aber nur einen ganz winzigen, einen höchstens Eintagesvorrat an Kohlenhydraten. Was hat die Natur sich dabei wohl gedacht?

Und nur Drogenabhängige glauben, dass Drogen das Leben schön machen. Schön dann, wenn die sich gerade wieder einen Schuss gesetzt haben. In den Pausen dazwischen ... dann wohl eher nicht. Erinnert mich an das Märchen von der »schnellen Energie«. Von dem Kick. Von dem Wohlgefühl, das Sie mir schildern, dann, wenn Sie Kohlenhydrate gegessen haben.

Auch Heroin wird gelobt als schnelle Energie. Als Kick. Als Wohlgefühl. Jedenfalls von den Süchtigen. Wir kämen ja gar nicht darauf. Denn wir wissen: Heroin zerstört, macht krank.

Und Kohlenhydrate? Die Ursache von Fettsucht, die Ursache von Diabetes, von kaputten Nieren und amputierten Beinen, die Nahrungsquelle aggressiver Krebszellen. Die werden gelobt. Kohlenhydrate sind wirksam genau bei denen, die abhängig sind. Bei den Carbo-Junkies. Bei denen, die einen respiratorischen Quotienten von 1,0 haben. Von Menschen also, die keinerlei Möglichkeit haben, aus dem Fett Energie zu gewinnen. Und das ist die Mehrheit der Deutschen. Deswegen nämlich sind die übergewichtig. Und werden völlig zu Unrecht von uns Ärzten angeschuldigt, »zu viel zu essen«. Oder »zu wenig Sport zu treiben«. Oder »zu viel Fett zu essen«. Alles nicht richtig. Alle diese Menschen wurden und werden zu Unrecht an den Pranger gestellt. Sie sind süchtig. Und kriegen gute Ratschläge, das ja zu bleiben: Essen Sie Kohlenhydrate, 60 Prozent ...

Sportler brauchen Kohlenhydrate.

63

Ein fröhliches Märchen. Das liest man in fast jeder Sportzeit-schrift: Sportliche Leistung braucht Kohlenhydrate. Das müssen Sie den spanischen Kampfstieren mal erzählen. Da können die nur müde lächeln. Muh!

Umso erstaunlicher, dass die eine oder andere seriöse Zeitschrift eine neue Antwort zu dem scheinbar ewigen Problem gibt. Nach Jahren der Kohlenhydrat-Propaganda eine erstaunliche, ungewöhn-liche Antwort.

Da lese ich in »TOUR«, meiner Leib- und Magen-Radzeitschrift, die ach so vertraute Frage, wie man als sportlicher Mensch mit 5000 Radkilometern im Jahr ein paar Kilo abnehmen könne.

Muss ich lächeln. Vor allem seit ich im Frühjahr häufiger an der Côte d'Azur Rad fahre. Und dort Hunderten fröhlichen, französischen Senioren auf dem Rennrad begegne. Jeder ein-zelne mit Bauch. Scheint fast ein Gesetz zu sein. Wie ändert man das, liebe »TOUR«?

Mit Eiweiß trainieren! Eine erstaunliche, ja fast sensatio-nelle Antwort gibt uns ein wirklicher Experte. Uwe Schröder, Ernährungswissenschaftler am Institut für Sporternährung in Bad Nauheim und Lehrbeauftragter an der FH Fulda. Der sagt doch tatsächlich:

»Bei Ausdauereinheiten mit geringer bis mittlerer Intensität sollten Sie drei Stunden vor und bis zu zwei Stunden nach dem Training auf Kohlenhydrate komplett verzichten. Gegen den Hunger empfiehlt sich ein eiweißreiches Gericht. Eiweiß macht lange satt und kann nachts die Fettverbrennung unterstützen.«

Nicht »kann«. Das tut es! Tatsache. Sehe ich wieder Tausende, strahlend bunt gekleidete Franzosen an der Cote d'Azur im Son-nenlicht. Alle immer noch mit Bäuchlein. Leider gibt es die »TOUR« nicht auf Französisch.

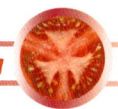

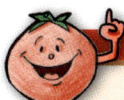

schlau macht fit

Seniorenmuskeln brauchen Nudeln?

Unsinn. Man darf in jedem Alter gesund essen. Worum es wirklich geht, hat Charles Eugster, der wahrscheinlich fitteste 90-Jährige der Welt, schon viel früher verstanden. Der gewinnt seit zehn Jahren bei jeder Altersklassen-Weltmeisterschaft der Ruderer immer eine Goldmedaille. Ist Star der Fitnessszene. Und will kein Vorbild sein, sondern nur Vorbote.

In zehn Jahren, so meint er, wird es viele anerkannte 90-jährige Superathleten geben. Leistungssport im hohen Alter wird ganz normal sein. Der muss das wissen. Der hat mit 85 Jahren das Krafttraining für sich entdeckt. Denn, so sagt er, im Alter ergäben sich mehrere »unangenehme Sachen«. Eine der unangenehmsten sei der Muskelschwund. Sind Sie aufmerksam? Und seit er Krafttraining mache, konnte er seine Leistung auf dem Ergometer deutlich steigern. Das hätte er nie geglaubt. Dadurch hätte sich sein Leben »völlig verändert«. Also noch so einer, der seinem Leben eine neue Richtung gibt. Charles Eugster denkt ganzheitlich. Zum Ausdauertraining gehört auch Krafttraining. Und außerdem die richtige Ernährung. Mit seinen Worten: »... *wenig Fett, viel Obst, viel Gemüse, kein Tee, kein Kaffee, kein Alkohol, aber Eiweißsubstanzen, Aminosäuren, Molkepulver, Glutamin, Carnitin, Lysin und Vitamin D.«* Scheint auch dem Gehirn gut zu bekommen. Dr. Eugster hat noch mit 75 Jahren als Zahnarzt in Zürich praktiziert. Mit 82 Jahren war er noch Herausgeber einer medizinischen Fachzeitschrift. Und jetzt ist er beruflich eingespannt als Markenbotschafter einer deutschen Fitnessstudio-Kette.

Das aktuelle Pensionsalter hält er für ein Ärgernis, für ein unzeitgemäßes Relikt aus Bismarcks Zeiten. Er hält viel von »*länger leben, länger Sport treiben, länger fit bleiben, länger arbeiten«.* Bewundernswert.

Ohne Kohlenhydrate trainiert man Kraftausdauer.

Ganz genau. Neu! Kraftausdauer brauchen Sie, wenn Sie die letzten zehn Kilometer im Marathon noch ein bisschen beschleunigen wollen. Wenn Sie beim Giro den Passo Pordoi glatt bügeln wollen. Wenn Sie beim Ultraman in Hawaii auf den letzten zwei von zehn Kilometern Schwimmen gegen die Strömung noch Zeit gut machen wollen.

Kurzum: Kraftausdauer brauchen Sie vor allem, wenn es um die Wurst geht. Können Sie auch auf den Alltag, auf den Beruf übertragen.

Als ich vor Jahren begann, im Ausdauersport, im Extremsport, zu dilettieren, war Kraftausdauer angeblich und offiziell das Ergebnis von langem, hartem Training. Aber schon nach zwei Wochen, Ende 1988, hatte ich eine zweite, sehr viel elegantere Möglichkeit entdeckt, meine Kraftausdauer zu verdoppeln: Fettstoffwechseltraining.

Das hat damals allerdings niemand hören wollen. Hätte wohl auch niemand geglaubt. Wurde dummerweise aber kürzlich bewiesen von Professor Anne K. Hansen in Kopenhagen. Die damit, ich zitiere, »mehr als 40 Jahre alte Konzepte über den Haufen geworfen hatte«.

Frau Professor Hansen hat zehn Wochen lang Beine trainiert. Auf dem Rad. Die einen Beine scheinbar »richtig«, also aufgenudelt, die anderen Beine scheinbar »falsch«, nämlich glykogenarm, also ohne Kohlenhydrate. Nach zehn Wochen wurde dann abgerechnet und ausgewertet:

»Die Kraftausdauer, also jene Zeit, die das Bein 90 Prozent seiner Maximalleistung (!!) erbringen konnte, lag um mehr als 70 Prozent höher bei den glykogenarm trainierten Beinen.«

Fazit: Ohne Kohlenhydrate also mehr Kraftausdauer. 70 Prozent ist ganz nett. Genügt nachweislich, um einen Ironman in der Altersklasse zu gewinnen.

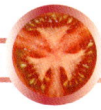

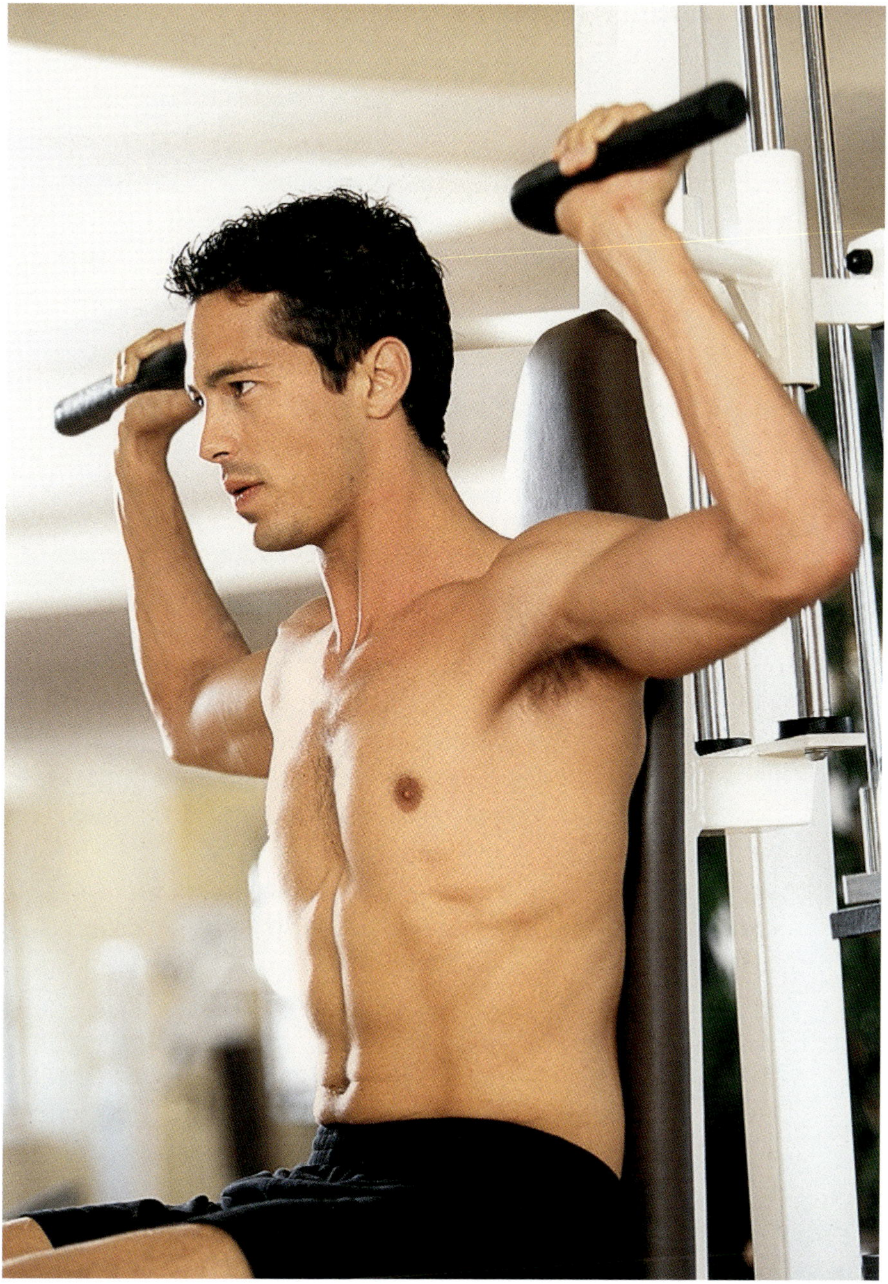

Gib dem müden Muskel Pasta!

65

Oh, oh! Muskelarbeit zerstört Muskelgewebe. Kennen Sie unter Muskelkater. Feinste Risse in den Muskelfasern. Der Stoffwechsel baut dieses beschädigte Gewebe erst mal ab um neues, leistungsfähigeres wieder aufzubauen. Die Mitochondrien, ihre Energiefabriken vermehren sich. All diese Erneuerungsprozesse schlucken Energie, machen schlank – und brauchen Baumaterial, Aminosäuren. Und genau diese, also Eiweiß, beschleunigen auch noch den Stoffwechsel um 30 Prozent. Kohlenhydrate und Fette schaffen gerade mal zehn Prozent. Schneller Stoffwechsel heißt schneller schlank, schneller regeneriert, schneller fit ...

Nudeln, Reis und Co nach dem Training locken Insulin. In großen Mengen. Und das füllt nicht nur die Zuckerspeicher in der Muskelzelle auf, sondern auch die Fettzellen. Allerdings erholen kann sich Ihre Zelle dann nicht. Und so richtig schön wachsen tut der Muskel dank der Nudel auch nicht. Denn Kohlenhydrate bedeuten Folgendes: Die hungrige Zelle schluckt viel Zucker und Wasser (jedes Gramm Kohlenhydrat bindet 2,7 Gramm Wasser). Der Druck in der Muskelzelle und damit im Muskel nimmt zu und führt innerhalb kürzester Zeit zu einer schlechteren Durchblutung. Heißt: Weniger Austausch von beschädigtem Zellmaterial durch neue Zellen.

Kennen Sie. Sind Sie schon mal die Treppen hochgestiegen, nach einer anstrengenden Trainingseinheit und einem Teller voll Kohlehydrate (Nudeln, Reis, Brot). Bleibeine.

Sie wollen schnell wieder fit sein? Dann essen Sie Baumaterial für die Muskeln, Eiweiß und Vitalstoff. Und zwar in den ersten 30 bis 40 Minuten nach dem Training. Denn kurz nach dem Training ist die Regenerationsgeschwindigkeit des Körpers am höchsten. Die Muskulatur ist genau in diesem Zeitraum hungrig nach Nährstoffen. Machen Sie nicht den Fehler, wie die meisten Sportler: Diese Zeit zu verschlafen oder – noch schlimmer – sich mit Nudeln vollzustopfen.

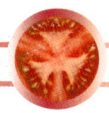

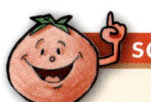

schlau macht fit

Eiweiß für die Muskeln

Muskeltraining heißt kleine Faserrisse, heißt: Neuaufbau.
In der Regenerationsphase repariert der menschliche Körper
diese Schäden und macht die Muskeln stärker für die Zukunft.
Nennt man Superkompensation. Und was hilft dem Körper den
Muskel so richtig optimal zu regenerieren? Die Aminosäuren
Arginin, Lysin, Glutamin und Asparaginsäure. Die sorgen dafür,
dass der Körper mehr Wachstumshormon bildet. Mehr Muskel-
wachstumshormon. Außerdem helfen sie dabei, dass Stoff-
wechselgifte, wie z. B. Ammoniak, nach hartem Training schneller
ausgeschieden werden. Viel von diesen Aminosäuren stecken
in Weizenkeimen, Hülsenfrüchten (Soja, Linsen, Erbsen, Bohnen),
Käse. Gibt's auch als Nahrungsergänzung.
Plus Mineralien: Zum Wachsen braucht der Muskel Zink,
Magnesium, Bor. Magnesium aktiviert mehr als 300 Stoff-
wechselprozesse im Körper. Zink aktiviert Stoffwechselenzyme
und sorgt zusammen mit Bor für mehr aktives Testosteron,
das den Muskel aufbaut.

these> **Erfolg kann man essen.**

66

Aber klar! Anlässlich der Olympischen Spiele 1992 in Barcelona
gab es einen Kongress. Und dort wurde gezeigt, dass der Aus-
dauerathlet bis zu 19 Prozent seiner Energie aus dem Eiweiß holt.
19 Prozent! Mal nachgerechnet? So ein Hawaii-Triathlet, so ein
Marathonläufer, so ein 100-Kilometer-Läufer verbraucht in einer
Stunde locker 800 Kalorien. 19 Prozent davon sind ungefähr
150 Kalorien. Das wären 38 Gramm Eiweiß. Pro Stunde! Nicht
pro Marathon.

Eiweiß heißt das Erfolgsgeheimnis. Nicht Nudeln. Lesen Sie mehr von der jungen Dame, die mir bestätigt, dass Erfolg essbar ist:

»Seit ich forever-young esse, hat sich einiges bei mir verändert. Mein Körperfettgehalt ist extrem nach unten gegangen, meine Muskeln sind dem Sport und der Funktion entsprechend gewachsen, ich habe mein optimales Wettkampfgewicht von 50 kg wiedererlangt und bin weniger verletzt.«

Das Ergebnis: Zweifache Deutsche Meisterin im Duathlon, Vizemeisterin im Triathlon und deutsche Spitze im Winter-Triathlon. Die junge Dame ist stolz. Zu Recht. Natürlich gehört zum sportlichen Erfolg Training, aber ganz sicher gehört zum Erfolg auch die richtige Kost:

» ...und abends ein riesiger Salat ... mit viel Eiweiß – Thunfisch, Eier und Mozzarella. Nach harten Trainingseinheiten vertraue ich, wie auch vor dem Rennen, auf Power Aminos. Zusätzlich trinke ich Vitamineral und Magnesium ...«

Sonst noch Fragen? Erfolg ist essbar. Auch im Beruf.

 schlau macht fit

Aminosäuren der Ausdauer

Die Sporternährung erlebt eine Revolution. Einer der vielen, die sich hier verdient gemacht haben, ist der Biologe Dr. Wolfgang Feil. Auch Dr. Feil entdeckt Eiweiß. Entdeckt die Aminosäuren. Und schreibt über: *»Die neue Erfolgsstrategie im Sport. Leistungsfortschritt durch intelligente Eiweiß- und Aminosäurenaufnahme.«* Wie zum Beispiel Leucin, Isoleucin, Valin. Die drei so genannten BCAA. Ganz entscheidend für körperliche Ausdauer. Auch deshalb, weil sie Vorstufen von Neurotransmittern sind, weil sie im Gehirn bestimmte Gefühle aufbauen, weil sie Zähigkeit, Durchhaltevermögen im Marathon direkt dirigieren. Die also sollten Sie vermehrt essen. Besser noch: Erst messen. In Ihrem Blut. Brauchen Sie die denn wirklich?

these› **Sportler wissen mehr**
67 als Ernährungsberater.

Leider ja. Die deutschen Ernährungsexperten befinden sich im Tiefschlaf, auch wenn der eine oder andere manchmal einen wachen Moment hat. Aber noch wie vor gilt die offizielle Empfehlung der Deutschen Gesellschaft für Ernährung (DGE), die der deutschen Bevölkerung rät, mehr Kohlenhydrate und weniger Fett zu verzehren. In Prozenten etwa

60 Prozent Kohlenhydrate, 25 bis 30 Prozent Fett, 10 bis15 Prozent Eiweiß

Das Resultat dieser jahrzehntelangen Ernährungsberatung lässt sich tagtäglich auf der Straße begutachten: Deutschland wird immer fetter. Und es lässt sich genauso tagtäglich in deutschen Arztpraxen begutachten: Ernährungsbedingte Krankheiten (Diabetes, Schlaganfall, Herzinfarkt) nehmen zu.

Im Sport, in den USA, hat man sich in Sachen Ernährung inzwischen auf andere Prozentverteilungen geeinigt. Erstaunlicherweise, obwohl ausdrücklich Sportler angesprochen werden, auf weniger Kohlenhydrate. Das erkläre mir mal einer. Jedenfalls heißt es:

40 Prozent Kohlenhydrate, 30 Prozent Fett, 30 Prozent Eiweiß

Moderne Sporternährung in den USA kürzt also die Kohlenhydrate, verdoppelt das Eiweiß. Frage ich mich immer: Wer von Ihnen, lieber Leser, welcher Sportler rechnet eigentlich täglich in Prozent seine Nahrung aus? Was sollen dann diese sinnlosen Zahlen?

Moderne Sporternährung können wir präzise definieren. Ihr Ziel ist ein Maximum an Leistung bei optimaler Gesundheit. Ganz einfach. Und die beruht natürlich auf maximaler Versorgung mit essenziellen Nährstoffen. Maximal! Das heißt mit jedem Bissen müssen Vitamine, Mineralien, Spurenelemente, Aminosäuren und möglichst Omega 3 gegessen werden. Dann und nur dann kann maximale Leistung bei anhaltender Gesundheit erwartet werden. Also bedeutet moderne Sporternährung heute:

Die Basis bildet Obst, Gemüse und Nüsse. Wobei Obst der entscheidende Kohlenhydrat-Lieferant ist. Dann folgt Eiweiß, etwa 30 Prozent. Extremsportler gehen bis 45 Prozent. Und unverzichtbar Omega 3. Täglich drei bis sechs Gramm. Meine Empfehlung: In Form von Fisch – und wer das nicht regelmäßig kann – in Kapselform.

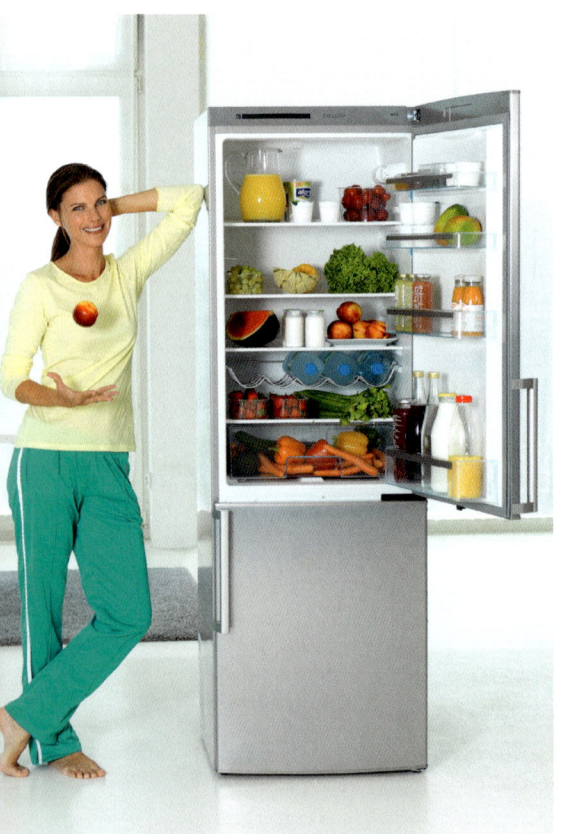

Das ist moderne, optimierte Sporternährung. Für den Alltag. Für den Trainingsalltag. Und jetzt kommt's:

An Tagen mit hartem Training sowie im Wettkampf selbstverständlich zusätzlich Kohlenhydrate.

Hartes Training heißt: an und über der anaeroben Schwelle. Die im Wettkampf natürlich immer erreicht, und oft überschritten wird. Das geht dann wirklich nur mit zusätzlichen Kohlenhydraten. Auch im Wettkampf kontinuierlich eingenommen.

Ist aber nicht zwingend: Nur wenn Sie auf Bestzeiten aus sind. Ich kenne kluge Menschen, die einen Ironman in zehn Stunden schaffen, sich aber elf Stunden Zeit lassen. Die brauchen keine zusätzlichen Kohlenhydrate. Die können das in der Fettverbrennung.

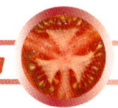

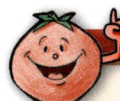

schlau macht fit

Das kleine Geheimnis der Bestzeiten

Es gibt einen winzigen Unterschied zwischen Zucker und Fett: Für die Fettverbrennung braucht man zehn Prozent mehr Sauerstoff. Hat man aber nicht (mehr als schnaufen können Sie nicht). Man kann also in der reinen Fettverbrennung nur ein bisschen langsamer rennen. Im Training merkt man das gar nicht. Im Wettkampf freilich doch: Deshalb, und nur deshalb versuchen wir im Wettkampf immer genügend Kohlenhydrate im Körper zu haben. Weil wir dann ein kleines bisschen schneller sind. Und das will man ja für die Bestzeit.

Allerdings gibt es da ein klitzekleines Problem. Gelebt, gearbeitet, auch gelaufen wird mit Zucker genauso leicht wie mit Fett. Ist dem Körper völlig gleichgültig. Zucker und Fett machen im Endeffekt beide das Gleiche: Energie. ATP.

Manche Völker holen sich ihre Energie nur aus dem Fett, wie die Eskimos, andere Völker praktisch nur aus dem Zucker. Die Deutschen. Dem Körper ist das, wie gesagt, völlig gleichgültig, woher die Energie kommt. Ob aus Zucker oder aus Fett: Es entsteht immer das gleiche ATP.

Problem: Die (Hobby-)Sportler bilden sich ein, sie hätten einen Fettstoffwechsel. Und immer dann, wenn sie ihn bräuchten, merken sie, dass sie ihn gar nicht haben. Und laufen sich beim Marathon oder längeren sportlichen Ereignissen zuckerleer. Kommen mit der Zuckerzufuhr nicht mehr hinterher. Ein völlig natürlicher Vorgang. Und jetzt erwarten sie, dass ihr Körper umschaltet auf die Fettverbrennung. Von der sie glauben, dass sie die hätten. Regelmäßig erleiden die Schiffbruch. Gehen ein. Die nennen das »Der Mann mit dem Hammer«. Oder »Die Mauer«. Hochdramatische, abendfüllende Storys werden da nach jedem Marathon erzählt ...

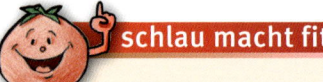
Glukose hat im Sport auch Zauberkraft

Dass man Kohlenhydrate, allerdings wohl dosiert, für Höchstleistungen einsetzt, ist ein Geheimnis der Sieger. Lesen Sie in einem Brief:

»Ich laufe jetzt seit ein paar Jahren und zwar kohlenhydratleer. Egal welche Strecke. Aber bei allem Fortschritt fand ich es immer schwer, nach dem zwanzigsten Kilometer ›voller Kraft zu fliegen‹. War immer etwas mühsam.

Letztes Mal, als ich Sie besuchte, haben Sie mir gesagt, dass ich während des Marathons diese Kohlenhydrat-Gels nehmen sollte. Ich fand's schon merkwürdig, dass gerade Sie das auch tun. Aber gut, dass Sie das gesagt haben, ich hatte komplett vergessen, dass ich kohlenhydratleer nur trainieren soll.

Also bin ich heute 35 Kilometer im Training gelaufen, mit zwei Kohlenhydrat-Gels in der Tasche. Nach drei Stunden Laufen hab ich auf einmal alles verstanden. Ich konnte so schnell rennen, wie ich wollte, und wurde gar nicht müde.

Diese Kraft hatte ich sehr, sehr selten in meinem Leben gespürt ...«

Genau darum geht's. Im Training wird trainiert. Und im Wettkampf wird geflogen. Im Training wird der Fettstoffwechsel trainiert. Indem ich Kohlenhydrate streiche. Und im Wettkampf kann ich auf der sicheren Basis des Fettstoffwechsels mit Kohlenhydraten losfliegen.

Genauso macht man's im Alltag. Am Schreibtisch. Kohlenhydrate betrachte ich heute als Luxusartikel. Etwas ganz Besonderes. Etwas Wertvolles. So wie unsere Vorfahren. Für die ein Löffel Honig eine seltene Kostbarkeit war. Die sie fliegen ließ ...

these› Fettstoffwechsel muss man im
68 Alltag aufbauen.

Ja, man darf! Fettstoffwechsel macht man sich im Alltag. Am
Schreibtisch. Indem man dem Körper einfach keinen Zucker gibt
und ihn damit zwingt, Fettenzyme zu basteln. Den Fettstoffwechsel
aufzubauen. Dazu braucht man längstens eine Woche. So ... nebenbei. Eine Schnupperwoche lang – ab Seite 112.

Und dann rennt man den 35-Kilometer-Lauf. Mit Wasser. Ohne
darüber nachzudenken. Man fliegt einfach vor sich hin. Genauso
fröhlich wie mit Zucker. Keinerlei Unterschied für den Körper.

Wenn Ihnen ein erfolgreicher Marathon nicht genügt, wenn Sie
noch besser sein wollen, also wenn es um die Wurst geht, nur dann
brauchen Sie ein Quäntchen mehr. Dann brauchen Sie Kraftausdauer. Wie Sie die kriegen, lesen Sie noch einmal auf S. 100 nach.

these› Kohlenhydrate bauen Muskeln auf.
69

Kaum. Bis vor kurzem glaubte man noch, dass Hormone wie Insulin,
die nach Verzehr von Kohlehydraten ausgeschüttet werden, die Ami-
nosäurenfabriken in den Muskeln anwerfen. Die Wahrheit ist: Kohlehydrate und Insulin regen die Eiweißsynthese in den Muskeln kaum
an. Eine leichte Insulinausschüttung dirigiert die Aminosäuren lediglich besser in Richtung Muskelzellen. Eine Banane (Fruchtzucker)
oder etwas Milch (Milchzucker) reicht dafür schon aus. Viele kleine
eiweißreiche Mahlzeiten, verteilt über die Zeit nach dem Training,
halten diesen Eiweiß-Insulin-Push in die Muskeln schon aufrecht.

Nun muss man unterscheiden. Dünne packen am besten Muskel-
masse auf die Knochen, wenn sie alle zwei Stunden eine Kleinigkeit
essen. Ist das Ziel aber Gewichts- und Fettabbau, darf man den
Insulinspiegel nicht andauernd mit kleinen Mahlzeiten hochtreiben.
Tatsächlich fährt Eiweiß selbst die Eiweißsynthese hoch, direkt vor,
während und nach dem Muskeltraining.

70 Eine neue Ess-Form bedeutet ein neues Leben.

Ja. Das tut sie. Die erste Revolution ist das Laufen, das tägliche Laufen. Also nicht etwa Sport und Fitness, sondern … ein neuer Lebensstil. Mehr Lebensfreude, mehr Lebensenergie, mehr Gesundheit, Forever young. Dieses tägliche Laufen, das unser Gehirn, unser Denken, unsere Person verändert. Das mehr Gedächtniszellen wachsen lässt, das neuronale Netz und das sauerstofffördernde Gefäßnetz vergrößert und obendrein noch Glückshormone sowie das Kreativitätshormon ACTH, freisetzt.

Laufen, tägliches Laufen, macht uns tatsächlich zu neuen Menschen. Buchstäblich. Das war die erste Revolution.

Die zweite heißt: Lassen Sie die Kohlenhydrate weg.

Ein für alle Mal und für immer: die leeren Kohlenhydrate. Also den Industriemüll.

Viele von Ihnen haben mich verstanden und es sogar … ausprobiert. Mit immer dem gleichen, verblüffenden Ergebnis. Plötzlich wird man stabil. Energie-stabil. Denn das aus Fett produzierte ATP ist immer da. Kennt keine Schwankungen mehr. Kommt ATP, also Ihre Lebensenergie aus den Kohlenhydraten, gibt es ein ewiges Auf und Ab. Alle zwei Stunden. Stichwort: Unterzucker. Schwäche. Energieverlust. Jeder von uns kennt sich hier aus.

Glauben Sie wirklich, dass die Natur solch ein Auf und Ab der Lebensenergie gewollt hat? Kohlenhydrate waren 1,8 Millionen Jahre ein ganz seltener Luxus. Gab es nur in Form von Wurzeln und Beeren. Und wenn man großes Glück hatten überhaupt nicht. In Grönland im Winter. Seltsamerweise waren gerade diese Menschen besonders zäh und ausdauernd. Also genau das, was Sie immer sein wollten. Leere Kohlenhydrate. Lassen Sie sie einfach weg.

Sie revolutionieren Ihr Leben ein zweites Mal.

Starten Sie nun gleich auf der nächsten Seite mit unserer No-Carb-Schnupperwoche.

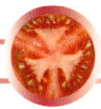

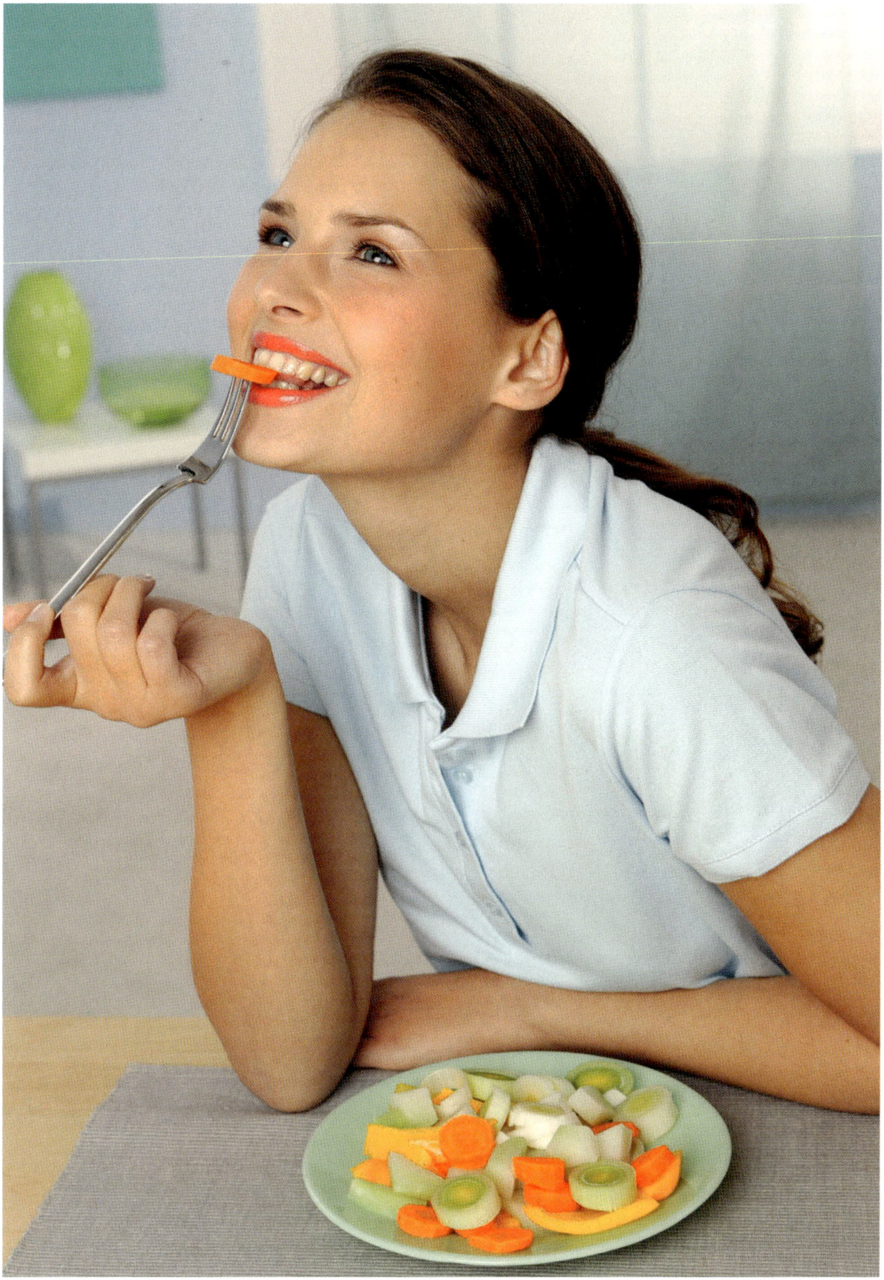

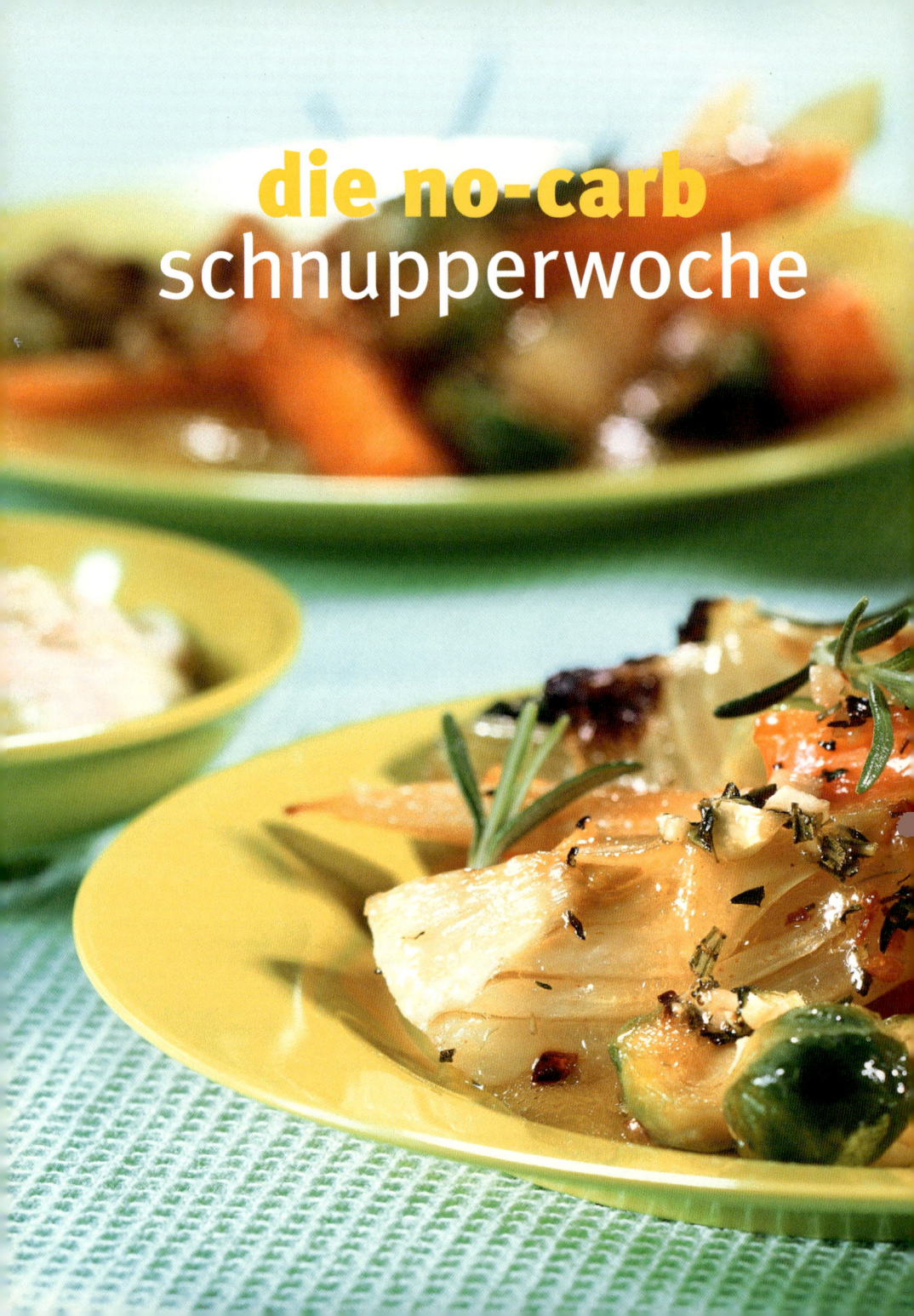

die no-carb
schnupperwoche

Das Fett auf der Hüfte erreichen Sie ganz einfach, indem Sie klug ein biochemisches Gesetz außer Kraft setzen. Sie locken **kein Insulin**. Der Körper kann fasten. Die Fettenzyme wachen auf. Wie? **Sie drehen den Kohlenhydrathahn zu**. Eine Woche lang. Das heißt: **Sieben Tage** leben Sie **ohne Brot**, Süßigkeiten, **Nudeln,** Kartoffeln und **Bier** – und tanken stattdessen **viel Eiweiß und Gemüse**. Sie werden staunen, wie gut sich das anfühlt.

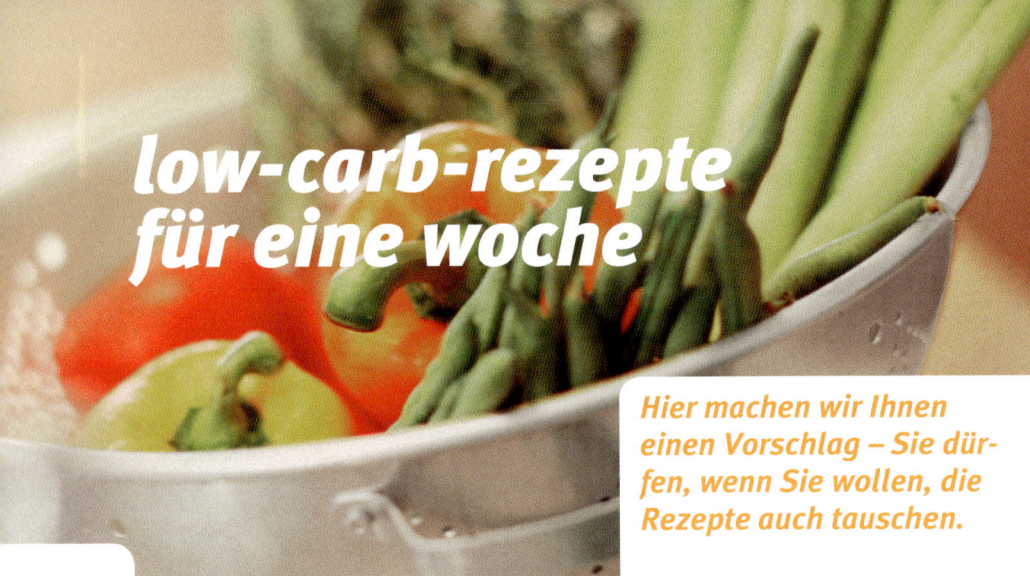

low-carb-rezepte für eine woche

Hier machen wir Ihnen einen Vorschlag – Sie dürfen, wenn Sie wollen, die Rezepte auch tauschen.

Täglich gemischter Blattsalat, Gemüsesuppe

montag

Frühstück Räuchertofu-Rührei
Warmes Gericht Lachsforellenfilet mit Curry-Gurken
Kaltes Gericht Mariniertes Gemüse der Provence

dienstag

Frühstück Himbeer-Kefir-Smoothie
Warmes Gericht Minutensteaks mit Pilzgemüse
Kaltes Gericht Avocado-Chicorée-Salat

mittwoch

Frühstück Putenbrust mit Radieschen und Ei
Warmes Gericht Orientalischer Brokkoli
Kaltes Gericht Lachs-Carpaccio mit Rucola

donnerstag

Frühstück Fruchtspieße mit Vanille-Dip
Warmes Gericht Rotbarschfilet im Päckchen
Kaltes Gericht Hähnchen mit Paprika-Dip

freitag

Frühstück Forelle mit Tomatensalat
Warmes Gericht Hühner-Kokos-Suppe
Kaltes Gericht Gemüse-Teller mit Käse

samstag

Frühstück Pflaumen mit Mandelfrischkäse
Warmes Gericht Gefüllte Spitzpaprika mit Tatar
Kaltes Gericht Marinierter Spargel mit Bresaola

sonntag

Frühstück Krebs-Omelett mit Gurke
Warmes Gericht Tofu-Schnitzel auf Wok-Gemüse
Kaltes Gericht Ziegenkäse mit Tomaten-Haube

schlau macht schlank

Der Körper kriegt, was er braucht

Zugegeben, es könnte schon sein, dass zwei Tage lang der Kopf
etwas mault, nach Pasta und Pizza quengelt. Aber: Am dritten Tag
wird er ruhig. Denn Sie fühlen sich plötzlich leicht. Voller Energie.
Fröhlich. Warum? Ganz einfach: Weil Ihr Körper kriegt, was er
braucht: Eiweiß, essenzielle Fettsäuren, Vitalstoffe. Mit Eiweiß und
Gemüse wecken Sie die Fettverbrennungs-Enzyme, und die mobilisieren
die Fett-Depots von der Hüfte in Richtung Verbrennungsöfchen in den
Muskeln. Ganz von alleine. Das nennt man Metabolic Power.
Stoffwechsel-Energie. Nicht nur das. Sie machen mal den ganzen
Körper sauber. Zuckersauber. Nennen andere »Fasten«.
Sie entlasten die Leber, den Darm, das Immunsystem. Wecken
den inneren Doktor.

die no-carb-schnupper-woche-regeln

Mit unseren Rezepten tanken Sie nicht mehr als 30 Carbs. Das ist sehr streng für diese Woche. Aber: So haben Sie weitere 30 Carbs, die in der Regel ganz von selbst irgendwo auftauchen. Carbs, die Ihnen einfach so untergejubelt werden, im Medikament, das Löffelchen Honig, wenn Sie was Süßes brauchen, der Eiweißdrink für die Nacht, die Handvoll Beeren zwischendurch. Werfen Sie einen Blick in die Tabelle Seite 144.

1. Starten Sie den Tag mit einem Glas Wasser auf dem Nachttisch. Das regt schon mal den Stoffwechsel an – und die Verdauung.

2. Gehen Sie 30 Minuten raus. Bewegen Sie sich im Licht, an der frischen Luft. Je nach Kondition: Spazieren, Walken oder Joggen.

3. Trinken Sie einen Eiweißshake (ohne Kohlenhydrate). Oder essen Sie eines der No-Carb-Frühstücke ab Seite 120. Sie dürfen auch Kaffee oder Tee trinken – ohne Zucker!

4. Werden die Hände zittrig, der Magen flau, Sie nervös oder schlecht gelaunt, dann essen Sie ruhig eine Minimenge Kohlenhydrate: ein Stück Bitterschokolade, einen Teelöffel Honig, eine Feige. Das stoppt die Fettverbrennung nicht.

5. Trinken Sie täglich mindestens drei Liter stilles Wasser. Da dürfen Sie ruhig auch einen Teebeutel Ihrer Wahl reinhängen. Und verzichten Sie diese Woche auf Alkohol. Weil jeder Tropfen Alkohol die Fettverbrennungsenzyme in die Flucht schlägt. Auch Obstsaft ist diese Woche tabu. Natürlich auch jegliche Form von Softdrinks.

6. Wenn Sie keine Zeit zum Kochen haben, dann machen Sie sich einen Eiweißshake. Zwei Messlöffel Eiweißpulver auf 0,2 Liter Milch oder Wasser – und essen Sie Gemüse dazu. Das funktioniert wie bei Obst auch aus der Hand! Am besten als Gemüsestreifen.

7. Wählen Sie mittags eine leichte Mahlzeit ab Seite 134 – oder die Hauptmahlzeit ab Seite 126. Beides können Sie auch abends essen. Passen Sie die Diät an Ihren Alltag an.

8. Viel Gemüse! Vor die Hauptmahlzeit gehört ein Teller Suppe oder eine Schüssel Salat. Die Rezepte finden Sie auf Seite 118.

9. Essen Sie nicht mehr als dreimal am Tag. Mit fünf Stunden Pause dazwischen. Und trinken Sie kurz vor dem Schlafengehen noch einen Eiweißshake. Schlechtschläfer tun da ein Teelöffel Honig hinein.

10. Wenn zwischendurch Hunger aufkommt, dann shaken Sie sich einen kleinen Eiweißdrink aus 0,1 Liter Wasser und einem Esslöffel Proteinkonzentrat. Oder essen Sie ein Stück Putenbrust, ein Ei.

11. Und nach der Schnupperwoche? Dann bauen Sie langsam mehr Kohlenhydrate in Ihr Leben ein – die nächsten vier Wochen aber nicht mehr, als Sie in Ihrem Muskel auch verbrennen.

 für nicht-köche und hardliner

Suppe, Salat & Shakes

Trinken oder löffeln Sie sieben Tage lang Gemüsesuppe (Rezept Seite 119) – so viel Sie wollen. Wenn Sie unterwegs sind, haben Sie eine Thermoskanne voll dabei. Dazu trinken Sie viermal täglich einen Eiweiß-Shake. Bitte ein Eiweißpulver fast ohne Kohlenhydrate und mit hoher biologischer Wertigkeit wählen. Einmal am Tag dürfen Sie eine große Schüssel Gemüse knabbern, gesund und roh und mit vielen Ballaststoffen. Das stocken Sie noch auf mit einem Esslöffel Weizenkleie in einem Ihrer Eiweiß-Shakes. Plus zwei Teelöffel Leinsamen, die Sie pur essen oder über den Salat streuen.

Gemischter Blattsalat

für 1 Person	5 Carbs
zeit: 15 Minuten	3 g Eiweiß

» 1 Mini-Römersalat oder 75 g
anderer grüner Blattsalat,
z. B. Kopf-, Eichblatt-, Eis-
berg-, Batavia-Salat, Frisée
» 2 kleine Strauchtomaten
» 1 Bio-Minigurke
» 3 Radieschen
» 1 Frühlingszwiebel
» 1 ½ EL Weißweinessig
» ¼ TL scharfer Senf
» Salz schwarzer Pfeffer
» 1 EL Olivenöl
» 1 TL Leinöl

1 Den Salat zerlegen, die Blätter waschen, trocken schleudern und
in mundgerechte Stücke zupfen. Die Tomaten waschen und vierteln.
Die Gurke waschen, abtrocknen und ungeschält in dünne Scheiben
schneiden. Die Radieschen und Frühlingszwiebel waschen, putzen
und in dünne Scheiben oder Ringe schneiden.
2 Für die Vinaigrette den Essig, 1 EL Wasser, Senf, Salz, Pfeffer,
Oliven- und Leinöl in einer kleinen Schüssel verquirlen. Die Salat-
zutaten dazugeben und in dem Dressing wenden. Den Salat sofort
servieren.

Würztipp   *Für einen zusätzlichen Frische-Kick noch 1 EL gehackte Petersilie, Dill, Basilikum oder fein geschnittenen Schnittlauch unter die
Vinaigrette mischen. Oder 2 TL Kerne-Mix in einer Pfanne ohne Fett
rösten und auf den Salat streuen.*

Gemüsesuppe

für 1 Person   11 Carbs
zeit: 25 Minuten   3 g Eiweiß

» 1 Stück Lauch (ca. 100 g)
» 125 g Spitzkohl
» 1 kleine Zwiebel
» 1 kleine Knoblauchzehe
» 2 TL Olivenöl
» ³∕₈ l Gemüsebrühe
» 1 TL italienische Kräuter
» 1 Tomate
» Salz Pfeffer
» 4 Basilikumblätter

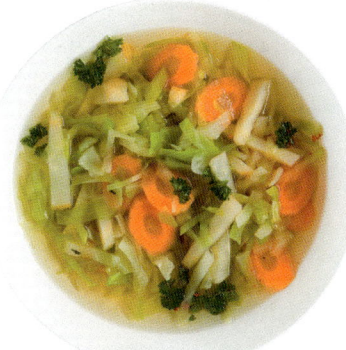

1 Den Lauch waschen, putzen und schräg in dünne Scheiben schneiden. Den Spitzkohl waschen, putzen und in feine Streifen schneiden. Die Zwiebel und Knoblauchzehe abziehen und fein würfeln.

2 Das Öl in einem Topf erhitzen, Zwiebel und Knoblauch darin glasig dünsten. Den Lauch und den Spitzkohl dazugeben und 2 Minuten andünsten. Mit der Brühe aufgießen, die Kräuter hinzufügen. Aufkochen und bei milder Hitze 5 Minuten kochen lassen. Inzwischen die Tomate waschen, vierteln, entkernen und in kleine Würfel schneiden. In die Suppe geben und 5 Minuten ziehen lassen. Mit Salz und Pfeffer abschmecken.

3 Die Basilikumblätter abreiben, grob hacken und auf die Suppe streuen.

Tauschtipp *Je nach Saison und Angebot können Sie die Suppe auch mit anderem No-Carb-geeignetem Gemüse zubereiten: Blumenkohl, Brokkoli, Fenchel, Mangold, Spinat, Chinakohl, Kohlrabi.*

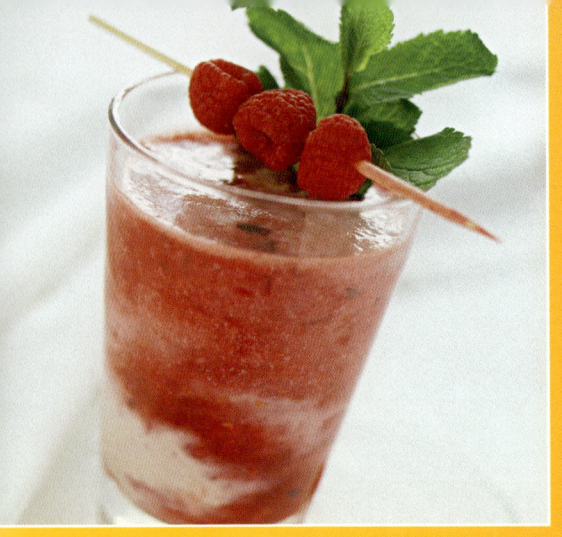

*no-carb-start
in den tag:*

7 x
frühstück

*Einfach auswählen, worauf
Sie Lust haben. Frühstücks-
muffel dürfen auch einfach
einen Eiweißshake trinken. Wichtig ist: Die Carbs unter 10 halten, dann bleibt die Fettverbrennung in Gang. Und: Hauptsa-
che Eiweiß!*

MO   Räuchertofu-Rührei

frühstück

für 1 Person   3 Carbs
zeit: 10 Minuten   32 g Eiweiß

» 2 Eier
» 2 EL Milch
» Salz Pfeffer
» 2 TL Butter
» 60 g Räuchertofu (Bioladen
   oder Reformhaus)
» 1 Tomate
» 2 TL Schnittlauchröllchen

1 Die Eier mit der Milch verrühren, mit Salz und Pfeffer würzen. Die
Butter in einer kleinen beschichteten Pfanne erhitzen, die Eiermas-
se darin bei mittlerer Hitze stocken lassen, dabei das Rührei vom
Rand vorsichtig zur Mitte schieben.

2 Inzwischen den Tofu in Streifen schneiden. Die Tomate waschen,
vom Blütenansatz befreien und in Scheiben schneiden, auf einen

Teller legen, salzen und pfeffern. Das Rührei dazu anrichten, den Tofu darauf verteilen und mit dem Schnittlauch bestreuen.

Tauschtipp   *Statt mit Tofu vegetarisch können Sie das Rührei auch mit grob zerpflückter Räucherforelle oder, ganz edel, mit Streifen von Räucherlachs toppen.*

DI   Himbeer-Kefir-Smoothie

frühstück

für 1 Person   9 Carbs
zeit: 10 Minuten   2 g Eiweiß

» 80 g Himbeeren
   (frisch oder TK-Himbeeren)
» 2 EL Limettensaft
» ¼ TL Stevia
   (pflanzliches Süßungsmittel)
» 125 ml kalter Kefir
» 2 EL Eiweißpulver
» 1 TL Weizenkeimöl
» 1 Holzstäbchen

1 Frische Beeren verlesen, nur wenn nötig abbrausen und trocken tupfen. Gefrorene Himbeeren 10 Minuten antauen lassen, 2 Himbeeren zum Garnieren beiseitelegen. Beeren in eine hohe Rührschüssel oder in den Mixer geben. Limettensaft und Stevia hinzufügen, Kefir und 3 EL Wasser dazugießen und alles 15 Sekunden fein pürieren.

2 Das Eiweißpulver und Öl dazugeben und nochmals alles kurz und kräftig durchmixen. Die Mischung sofort in ein hohes Glas gießen und mit einem dicken Trinkhalm servieren. Die übrigen Himbeeren auf ein Holzstäbchen stecken und auf das Glas legen.

Serviertipp   *Im Sommer den Drink »on the rocks« genießen. Dazu 3 Eiswürfel in ein großes Glas geben und den Beeren-Mix darübergießen.*

Tauschtipp   *Abwechslung gefällig? Dann variieren Sie den Drink mit Brombeeren, Erdbeeren oder roten Johannisbeeren.*

Putenbrust mit Radieschen und Ei

für 1 Person   4 Carbs
zeit: 20 Minuten   19 g Eiweiß

» 1 Ei
» 5 Radieschen
» 60 g geräucherter
   Putenbrust-Aufschnitt
» 2 TL Zitronensaft
» schwarzer Pfeffer aus der
   Mühle
» 60 g Frischkäse
   (max. 20 % Fett i.Tr.)
» 1 EL Schnittlauchröllchen

1 Das Ei in 10 Minuten hart kochen, dann abschrecken und abkühlen lassen.

2 Inzwischen die Radieschen waschen, putzen und in dünne Scheiben schneiden. Mit den Putenbrust-Scheiben auf einem Teller anrichten. Den Zitronensaft darüberträufeln und mit Pfeffer übermahlen. Das Ei pellen, in Spalten schneiden und daneben anrichten.

3 Mit zwei angefeuchteten Teelöffeln vom Frischkäse 4 kleine Nocken abstechen und obendrauf setzen. Mit dem Schnittlauch bestreuen.

Tauschtipp   *Alternativ können Sie das hart gekochte Ei auch hacken und mit dem Schnittlauch draufstreuen.*

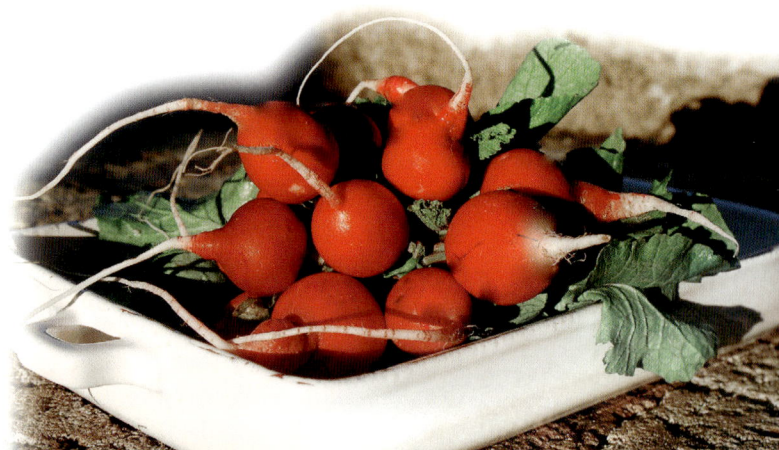

DO Fruchtspieße mit Vanille-Dip
frühstück

für 1 Person   7 Carbs
zeit: 15 Minuten   2 g Eiweiß

» 1 kleine Kiwi (ca. 65 g)
» 4 kleine Erdbeeren
» 2 EL saure Sahne
» 1 TL Limettensaft
» ¼ TL Stevia (Süßungsmittel)
» ¼ TL gemahlene Naturvanille
   (Reformhaus)
» Limettenschalen-Streifen
   (nach Belieben)
» 2 Holzspieße

1 Die Kiwi schälen und quer in 1 cm dicke Scheiben schneiden. Die Erdbeeren waschen, trocken tupfen und die Kelchblätter entfernen. Die Kiwischeiben und Erdbeeren abwechselnd auf die Holzspieße stecken.

2 Die saure Sahne mit dem Limettensaft, Stevia und Vanille verrühren. Zu den Fruchtspießen servieren. Nach Belieben mit Limettenschale garnieren.

Infotipp *Süßen ohne Reue: Mit Stevia, einem natürlichen Süßstoff, geht das. Die Blätter der südamerikanischen Pflanze sind so süß, dass sie herkömmlichen Zucker problemlos ersetzen können – ohne Kalorien. Leider ist Stevia bei uns bisher offiziell nicht zugelassen. Kaufen kann man es trotzdem, als Pulver oder flüssig, in Bio-Läden und im Internet.*

Forelle mit Tomatensalat

für 1 Person   5 Carbs
zeit: 15 Minuten   27 g Eiweiß

» 1 geräuchertes Forellenfilet (ca. 75 g)

» 1 Kopfsalatblatt

» 100 g Kirschtomaten

» 1 Frühlingszwiebel

» 2 TL Zitronensaft

» Salz schwarzer Pfeffer

» 1 EL Olivenöl

» 1 TL Kapern

» 1 EL gehackter Dill

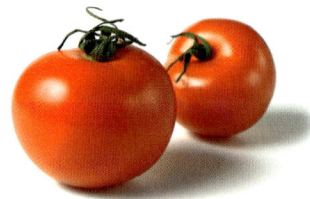

1 Das Forellenfilet quer halbieren. Das Salatblatt waschen, trocken tupfen, grob zerpflücken und mit dem Forellenfilet auf einem Teller anrichten.

2 Tomaten waschen und in Scheiben schneiden. Zwiebel waschen, putzen, das Weiße und Hellgrüne in feine Ringe schneiden.

3 Den Zitronensaft, Salz und Pfeffer mit dem Öl mischen. Kapern hacken, unterheben. Dann die Tomaten, Frühlingszwiebel und Dill in der Vinaigrette wenden. Den Tomatensalat neben dem Forellenfilet anrichten.

Variante *Zur Abwechslung die Kirschtomaten durch eine kleine Minigurke ersetzen. Einfach waschen, abtrocknen und in Scheiben hobeln.*

Pflaumen mit Mandelfrischkäse

für 1 Person   10 Carbs
zeit: 15 Minuten   17 g Eiweiß

2 TL gehackte Mandeln

» 1 gelbe oder blaue Pflaume (ca. 80 g)

» 100 g körniger Frischkäse (ca. 20 % Fett i.Tr.)

» 1 EL Eiweißpulver

» 1 TL Walnussöl

» 1–2 Msp. Stevia (Süßungsmittel)

» etwas abgeriebene Schale von 1 Bio-Zitrone

1 Die Mandeln in einer heißen Pfanne ohne Fett goldbraun rösten, bis sie duften. Vom Herd nehmen und abkühlen lassen.

2 Die Pflaume waschen, halbieren, entsteinen und in dünne Spalten schneiden. Den Frischkäse mit dem Eiweißpulver, Walnussöl, Stevia und Zitronenschale verrühren. Die Pflaumen auf einem Frühstücksteller rosettenartig anrichten. Den Frischkäse in die Mitte geben. Mit den Mandeln bestreuen.

Tauschtipp *Für eine sommerliche Variante die Pflaumen durch 1–2 Aprikosen ersetzen.*

SO Krebs-Omelett mit Gurke

frühstück

für 1 Person   4 Carbs
zeit: 20 Minuten   27 g Eiweiß

» 2 Eier
» 2 EL Milch
» Salz schwarzer Pfeffer
» 1 Frühlingszwiebel
» 2 TL Rapsöl
» 1 Bio-Minigurke (ca. 100 g)
» 50 g Flusskrebsschwänze (Kühlregal)

1 Die Eier mit der Milch verquirlen, mit Salz und Pfeffer würzen. Die Frühlingszwiebel waschen, putzen, die weißen und hellgrünen Teile getrennt in feine Ringe schneiden.

2 Das Öl in einer kleinen beschichteten Pfanne erhitzen, das Weiße der Frühlingszwiebel 1 Minute andünsten. Die Eiermasse darübergießen und bei mittlerer Hitze in 4–5 Minuten stocken lassen.

3 Inzwischen die Gurke waschen, abtrocknen und in dünne Scheiben schneiden. Auf einem Teller anrichten, salzen und pfeffern. Das Omelett daneben anrichten. Mit den Flusskrebsschwänzen und dem Grün der Frühlingszwiebel bestreuen.

Tauschtipp *Wer's lieber vegetarisch mag, nimmt statt der Krebse 50 g kleine Champignons. Diese in dünne Scheiben schneiden, kurz anbraten, dann die Eiermasse darüber geben und stocken lassen.*

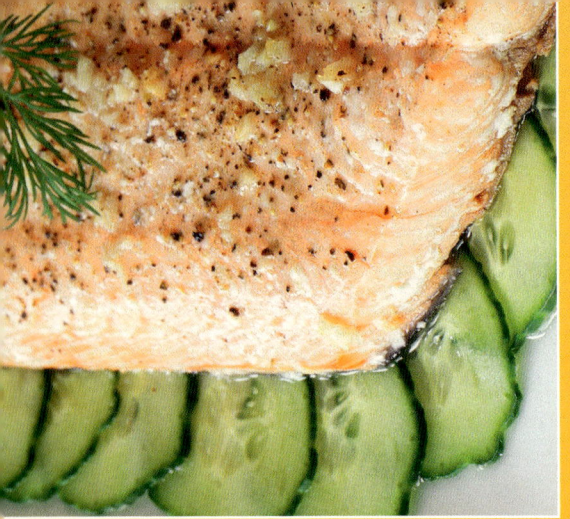

7 x warme gerichte

– klar: No Carb!

Wählen Sie sich eine Haupt- mahlzeit – dann, wenn es Ihnen danach ist. Morgens oder abends. Auch hier gilt: Unter 10 Carbs, heißt so viel wie No Carb. Es bleibt die Fettverbrennung am Laufen.

MO **Lachsforellenfilet mit Curry-Gurken**

warmes gericht

für 1 Person   6 Carbs
zeit: 25 Minuten   25 g Eiweiß

- » 1 Lachsforellenfilet mit Haut (ca. 150 g)
- » Salz, Pfeffer
- » 2 TL Limettensaft
- » 1 Schalotte
- » 1 Bio-Minigurke (ca. 200 g)
- » 1 ½ EL Erdnussöl
- » 1–2 TL Curry
- » ½ TL gemahlener Ingwer
- » 5 EL Gemüsebrühe
- » 1 EL Sahnejoghurt
- » 2 TL gehackte, geschälte Erdnusskerne

1 Das Forellenfilet abbrausen, trocken tupfen und evtl. Gräten entfernen. Beidseitig mit Salz und Pfeffer würzen und mit Limettensaft
beträufeln.

2 Die Schalotte abziehen und in Streifen schneiden. Die Gurke
waschen, abtrocknen, längs halbieren, entkernen und in Stifte
schneiden. 1 EL Öl in einem Topf erhitzen, Schalotte glasig dünsten. Curry darüber stäuben und kurz anschwitzen. Gurkenstücke
und Ingwer dazugeben, 2 Minuten andünsten. Die Brühe angießen,
alles zugedeckt bei mittlerer Hitze 5 Minuten schmoren. Vom Herd
nehmen, den Joghurt unterrühren. Mit Salz und Pfeffer würzen.

3 Gleichzeitig das übrige Öl in einer kleinen beschichteten Pfanne
erhitzen. Das Forellenfilet auf der Hautseite bei mittlerer Hitze 4–5
Minuten braten, wenden und noch 2–3 Minuten braten. Mit den
Erdnüssen bestreuen. Das Gurkengemüse dazu servieren.

Tipp *Je nach Angebot beim Fischhändler können Sie auch auf Zander-*
oder Doradenfilet ausweichen.

DI Minutensteaks mit Pilzgemüse

warmes
gericht

für 1 Person   5 Carbs
zeit: 25 Minuten   28 g Eiweiß

» 2 Rinder-Hüftsteaks (ca. 100 g)
» schwarzer Pfeffer aus der Mühle
» 1 Schalotte
» 1 kleine Knoblauchzehe
» 150 g gemischte Pilze,
    z. B. Kräuterseitlinge und
    Champignons
» 100 g Kirschtomaten
» 3 TL Olivenöl
» Salz
» ½ TL getrockneter Thymian
» 1 EL Schnittlauchröllchen

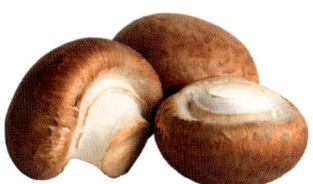

1 Das Fleisch waschen und trocken tupfen, beidseitig mit Pfeffer
würzen. Die Schalotte und Knoblauchzehe schälen und fein wür-

feln. Die Pilze putzen, abreiben und grob zerteilen. Die Tomaten waschen und halbieren.

2 In einer mittelgroßen Pfanne 2 TL Öl erhitzen, Schalotte und Knoblauch darin glasig dünsten. Die Pilze dazugeben und unter Wenden 3 Minuten bei mittlerer Hitze dünsten. Mit Salz, Pfeffer und Thymian würzen. Tomaten vorsichtig unterheben und alles noch 5 Minuten bei milder Hitze offen dünsten.

3 Inzwischen das übrige Öl in einer kleinen Pfanne erhitzen, die Steaks darin auf jeder Seite 1 Minute braten. Herausnehmen, salzen und mit dem Pilzgemüse anrichten. Den Schnittlauch obendrauf streuen.

Tauschtipp   *Das schmackhafte Pilzgemüse wird mit frischen Pfifferlingen zum Aroma-Knüller.*

MI   Rotbarschfilet im Päckchen

warmes gericht

für 1 Person   7 Carbs
zeit: 20 Minuten 32 g Eiweiß

» 1 kleiner Zucchino
» 3 kleine Strauchtomaten
   (ca. 150 g)
» 150 g Rotbarschfilet
» 2 TL Zitronensaft
» Salz, schwarzer Pfeffer
» 3 Zweige Thymian
» 1 Scheibe von einer
   Bio-Zitrone
» 2 TL Olivenöl
» Olivenöl zum Einfetten

1 Den Backofen auf 200° C (Umluft 180° C) vorheizen. Den Zucchino waschen, putzen und in ½ cm dünne Scheiben schneiden. Die Tomaten waschen, vom Blütenansatz befreien und in Scheiben schneiden.

2 Den Fisch waschen, trocken tupfen und mit Zitronensaft, Salz und

Pfeffer würzen. Den Thymian abbrausen, die Blätter von den Zweigen streifen und hacken.

3 Ein großes Stück Backpapier (42 x 38 cm) mit Olivenöl einfetten, die Tomaten und Zucchini abwechselnd überlappend darauf betten. Mit Salz, Pfeffer und der Hälfte des Thymians bestreuen. Den Fisch obendrauf legen, mit dem restlichen Thymian bestreuen. Mit der Zitronenscheibe belegen und mit dem Olivenöl beträufeln.

4 Das Papier über dem Fisch verschließen, an den Seiten wie ein Bonbon zusammendrehen. Das Päckchen auf den Rost in den Ofen (Mitte) legen, 20–25 Minuten dünsten. Das Papier erst bei Tisch öffnen.

Tipp *Alternativ zum Backpapier können Sie den Fisch auch in Alufolie zubereiten.*

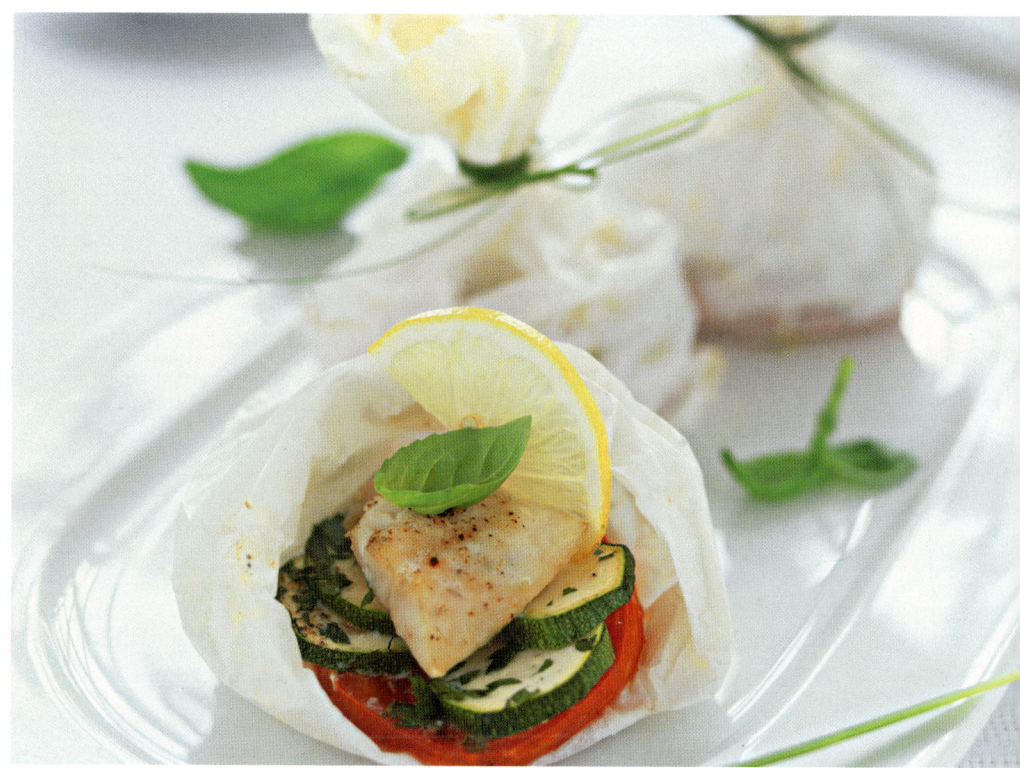

Orientalischer Brokkoli

für 1 Person · 9 Carbs
zeit: 30 Minuten · 17 g Eiweiß

» 2 TL Pinienkerne
» 250 g Brokkoli
» 1 kleine Knoblauchzehe
» 1 EL Olivenöl
» ¼ TL gemahlener Kreuzkümmel
» Salz
» ⅛ l Gemüsebrühe
» 100 g Seidentofu
  (Reformhaus)
» 1 TL Tomatenmark
» ½ TL Harissa
  (tunesische Chilipaste)
» 2–3 EL Milch
» 2 TL Limettensaft

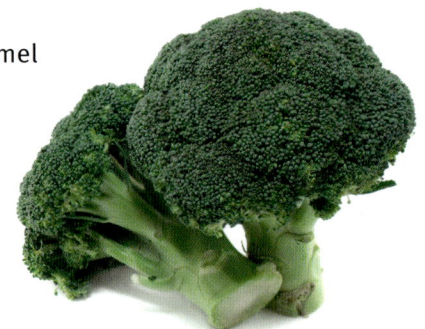

1 Die Pinienkerne in einer beschichteten Pfanne ohne Fett goldbraun anrösten. Auf einem Teller abkühlen lassen.
2 Den Brokkoli waschen, putzen und in Röschen schneiden. Die
Stiele schälen und in 2 cm lange Stücke teilen. Die Knoblauchzehe
abziehen und fein hacken.
3 Das Öl in einer Pfanne erhitzen, den Brokkoli darin 2–3 Minuten
dünsten. Den Knoblauch zufügen und kurz mit dünsten. Mit Kreuzkümmel und Salz würzen. Die Brühe angießen, zugedeckt bei mittlerer Hitze 10 Minuten dünsten.
4 Inzwischen für den Dip den Tofu mit Tomatenmark, Harissa,
Milch, Limettensaft und Salz in einem hohen Gefäß mit dem
Schneidstab glatt pürieren. Zu dem Brokkoli servieren. Die Pinienkerne obendrauf streuen.

Würztipp *Die Blätter von 3–4 Stängeln Koriandergrün abzupfen, grob
hacken und unter den Tofu-Dip mischen.*

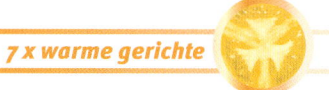

FR   Hühner-Kokos-Suppe

warmes gericht

für 1 Person   7 Carbs
zeit: 25 Minuten   37 g Eiweiß

» 1 kleiner Zucchino (ca. 125 g)
» 1 kleine Möhre
» 1 Stück Ingwer (ca. 1 cm)
» 1 kleine Knoblauchzehe
» 1 EL Rapsöl
» 1 TL rote Currypaste (Asienregal)
» 100 ml ungesüßte Kokosmilch (Dose)
» ¼ l Gemüsebrühe
» 125 g Hähnchenbrustfilet
» Salz
» 2 TL Limettensaft

1 Den Zucchino waschen, putzen und 1 cm klein würfeln. Die Möhre schälen und in feine Scheiben schneiden. Den Ingwer schälen, die Knoblauchzehe abziehen und beides fein würfeln.

2 Das Öl in einem Topf erhitzen. Gemüse, Ingwer und Knoblauch darin 2 Minuten andünsten. Die Currypaste dazugeben, kurz anschwitzen und mit der Kokosmilch und Brühe aufgießen, langsam zum Kochen bringen.

3 Inzwischen das Hähnchenfilet waschen, trocken tupfen und in 2 cm große Würfel schneiden. In die Brühe geben und bei mittlerer Hitze 5 Minuten garen. Mit Salz und Limettensaft abschmecken.

Würztipp   *Zusätzlich noch 3 Stängel Koriandergrün abzupfen, grob hacken und obendrauf streuen.*

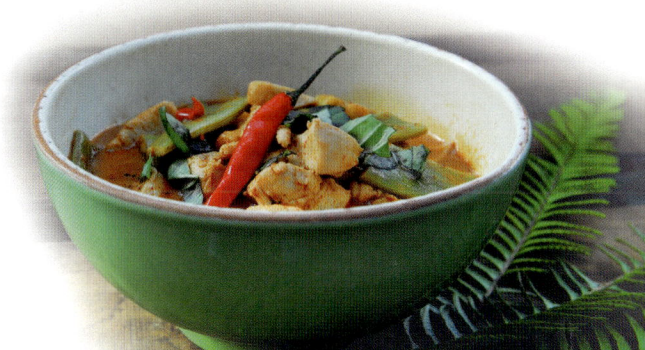

Gefüllte Spitzpaprika mit Tatar

für 1 Person   8 Carbs
zeit: 40 Minuten   34 g Eiweiß

» 2 rote Paprika (ca. 200 g)
» 125 g Tatar
» 1 Schalotte
» 1 EL verquirltes Eigelb
» 2 EL gehackte Petersilie
» Salz schwarzer Pfeffer
» 1 EL Olivenöl
» ⅛ l Gemüsebrühe
» 2 EL Sahnejoghurt
» ½ EL scharfer Ajvar (Glas)

1 Von den Paprikaschoten einen flachen Deckel abschneiden, die Kerne und Trennwände herausschneiden. Die Paprika abbrausen.

2 Das Tatar in eine Schüssel geben. Die Schalotte abziehen und fein würfeln, mit dem Eigelb und 1 EL Petersilie zum Hackfleisch geben, mit Salz und Pfeffer kräftig würzen. Die Masse gut vermischen und in die Paprikaschoten drücken.

3 In einem kleinen Schmortopf das Öl erhitzen, die Paprikaschoten darin bei mittlerer Hitze rundherum 4 Minuten anbraten. Die Brühe dazugießen und zugedeckt bei mittlerer Hitze 20 Minuten schmoren.

4 Inzwischen den Joghurt mit dem Ajvar verrühren, mit Salz und Pfeffer würzen. Die Paprikaschoten herausheben, mit der übrigen Petersilie bestreuen. Den Joghurt-Dip dazu servieren.

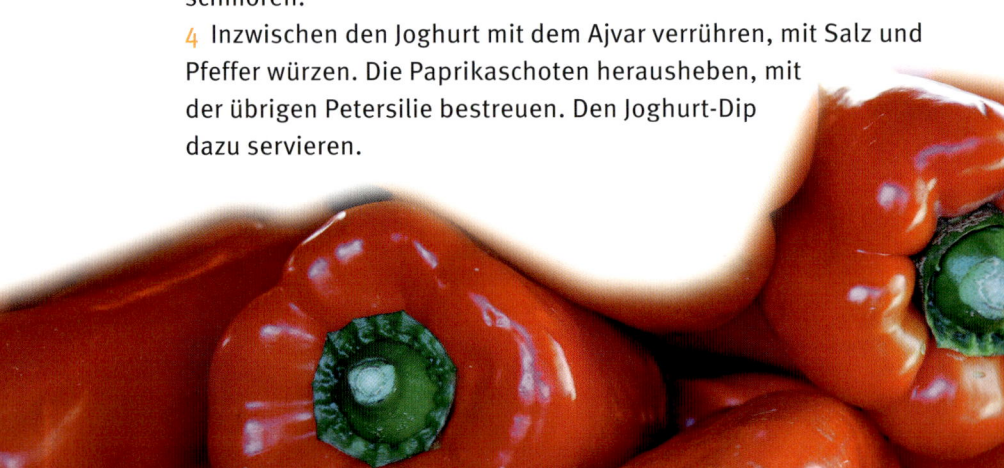

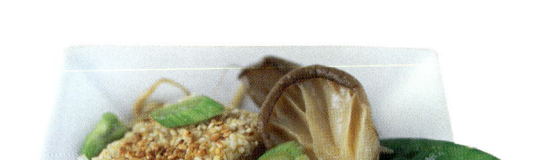

SO Tofu-Schnitzel auf Wok-Gemüse

warmes gericht

für 1 Person
zeit: 25 Minuten

9 Carbs
28 g Eiweiß

» 150 g Austernpilze und Shiitakepilze
» 30 g Zuckerschoten
» 50 g frische Mungobohnensprossen
» 2 Frühlingszwiebeln
» 100 g Tofu
» 4 TL Sojasauce
» 1 kleines Ei
» schwarzer Pfeffer
» 2 TL Sesam
» 4 TL Erdnussöl
» 4 EL Gemüsebrühe

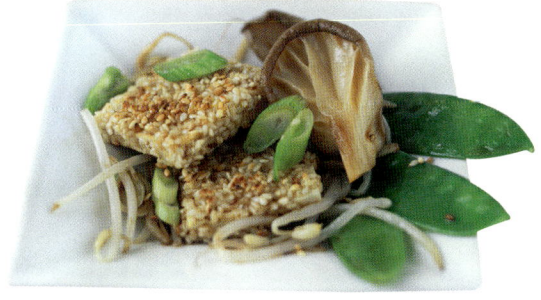

1 Die Pilze putzen und abreiben, die Stiele von den Shiitakepilzen entfernen. Die Austernpilze grob zerteilen, die Shiitake vierteln. Die Zuckerschoten waschen und putzen. Die Sprossen in einem Sieb abbrausen und abtropfen lassen. Die Frühlingszwiebeln waschen, putzen und das Weiße und Hellgrüne in dünne Ringe schneiden.

2 Den Tofu in ½ cm dünne Scheiben schneiden. 2 TL Sojasauce, das Ei und den Pfeffer verquirlen. Die Tofuscheiben erst in dem Ei, dann in dem Sesam wenden.

3 In einem Wok 2 TL Öl erhitzen. Die Zuckerschoten und weißen Frühlingszwiebeln 2 Minuten unter Rühren anbraten. Dann die Pilze und die Sprossen dazugeben und noch 2 Minuten pfannenrühren. Die Brühe dazu gießen und alles noch 2 Minuten dünsten. Mit der übrigen Sojasauce und mit Pfeffer abschmecken.

4 Gleichzeitig das übrige Öl in einer kleinen beschichteten Pfanne erhitzen. Die Tofuscheiben darin pro Seite 1 Minute goldbraun braten. Mit dem Wokgemüse servieren.

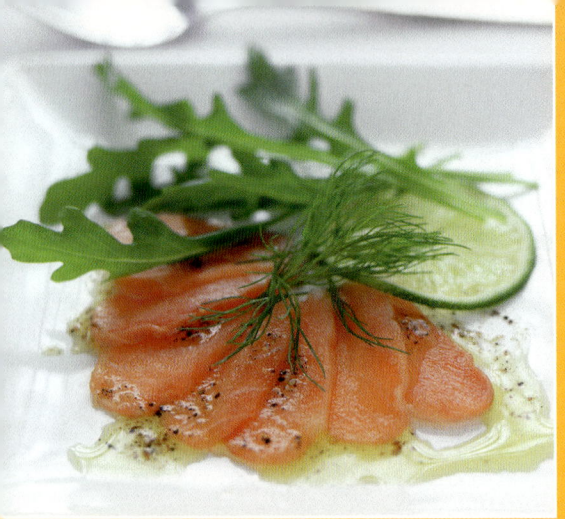

7 x kalte gerichte

No Carb, viel Power!

Unterwegs? Kalte Gerichte können Sie vorbereiten und mitnehmen. Sie können sie aber auch abends essen, wenn Sie gewohnt sind, abends kalt zu essen. Auch hier liegt die magische Grenze wieder bei 10 Carbs pro Mahlzeit. Sie wissen, es bleiben 30 Carbs über den Tag, mit denen Sie spielen können.

MO
kaltes gericht

Mariniertes Gemüse der Provence

für 1 Person 9 Carbs
zeit: 25 Minuten 15 g Eiweiß

» 1 gelbe oder rote Paprikaschote
» 1 kleiner Zucchino (ca. 100 g)
» ½ Fenchelknolle
» 1 Knoblauchzehe
» 1 TL Fenchelsamen
» 2 EL Olivenöl
» Salz
» schwarzer Pfeffer aus der
 Mühle
» 1 EL Rotweinessig
» 4 schwarze Oliven

1 Die Paprikaschote halbieren, entkernen und waschen, in 1–2 cm dicke Streifen schneiden. Zucchino putzen, waschen und in knapp 1 cm dicke Scheiben schneiden. Fenchel putzen, waschen und in

schmale Spalten teilen. Knoblauchzehe abziehen und in Scheiben schneiden. Alle Gemüse mit Knoblauch, zerdrückten Fenchelsamen, Olivenöl, Salz und Pfeffer mischen.

2 Eine Grillpfanne stark erhitzen, das Gemüse hineingeben und bei starker Hitze unter Wenden 10 Minuten braten. Dann vom Herd nehmen, mit dem Essig beträufeln. Die Oliven untermischen, mit Salz und Pfeffer abschmecken. Lauwarm oder kalt servieren.

Serviertipp   *Nach Belieben noch 1 EL grob zerbröckelten Ziegenkäse obendrauf streuen.*

DI Avocado-Chicorée-Salat

kaltes gericht

für 1 Person   5 Carbs
zeit: 20 Minuten   15 g Eiweiß

» ½ reife Avocado
» 1 Chicorée
» 1 EL Zitronensaft
» Salz
» schwarzer Pfeffer
» 30 g Gorgonzola
» 100 ml Buttermilch
» Cayennepfeffer
» 3 Pekannüsse
» etwas Kresse

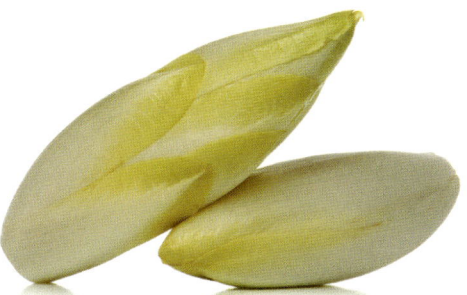

1 Das Avocadofleisch mit einem Löffel aus der Schale heben und in Spalten schneiden. Den Chicorée längs halbieren, den Strunk entfernen und die Hälften bis auf die Blattspitzen in 1 cm breite Streifen schneiden. Avocado und Chicorée auf einem Teller anrichten. Mit dem Zitronensaft beträufeln, leicht salzen und pfeffern.

2 Für das Dressing den Gorgonzola mit der Buttermilch glatt pürieren, mit Salz, Pfeffer und Cayennepfeffer abschmecken. Die Sauce teilweise über den Salat ziehen. Die Nüsse hacken und obendrauf streuen. Den Salat mit der Kresse garnieren.

Aromatipp   *Das fettfreie Braten in einer Pfanne verleiht den Pekannüssen einen intensiven Röstgeschmack.*

Lachs-Carpaccio mit Rucola

für 1 Person   4 Carbs
zeit: 20 Minuten   21 g Eiweiß

» 100 g ganz frisches Lachsfilet
(ohne Haut, s. Tipp)
» 30 g Rucola
» 1 Bio-Limette
» 1 TL flüssiger Honig
» ¼ TL scharfer Senf
» Salz
» schwarzer Pfeffer aus der
Mühle
» 1 EL Olivenöl
» 2 TL kleine Kapern
» 4 Stängel Dill

1 Das Lachsfilet waschen, trocken tupfen und in sehr dünne Scheiben schneiden – am besten angefroren (siehe Tipp). Den Rucola waschen, trocken schütteln, die groben Stiele abknipsen, die
Blätter grob hacken. Von der Limette eine Scheibe zum Garnieren
abschneiden, den Saft der übrigen Limette auspressen.

2 Den Limettensaft, Honig, Senf, Salz, Pfeffer und Öl verrühren.
Die Kapern hacken und untermischen. Den Dill abbrausen, trocken
schütteln, abzupfen und – bis auf ein paar Stängel zum Garnieren – unterheben.

3 Einen großen Teller mit etwas Marinade einstreichen, die Lachs-
scheiben leicht überlappend darauflegen. Den Rucola darüber
verteilen. Mit der übrigen Kapern-Vinaigrette beträufeln und mit
schwarzem Pfeffer übermahlen. Mit der Limettenscheibe und einigen Dillstängeln garnieren.

Serviertipp   *Das Lachsfilet lässt sich prima hauchdünn aufschneiden,*
wenn Sie es im Gefrierfach 1 Stunde anfrieren lassen.

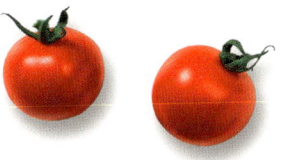

DO Hähnchen mit Paprika-Dip

kaltes gericht

für 1 Person   4 Carbs
zeit: 25 Minuten   29 g Eiweiß

» 1 Hähnchenbrustfilet
  (ca. 150 g)
» schwarzer Pfeffer
» 2 TL Olivenöl
» Salz
» 60 g rote Röstpaprika (Glas)
» ½ Knoblauchzehe
» 2 TL Aceto balsamico bianco
» 2 EL Frischkäse (max. 20 %
  Fett i.Tr.)
» 3 Stängel Petersilie
» 1 Tomate

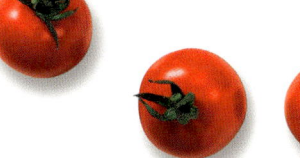
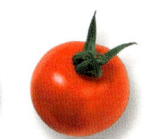

1 Das Hähnchenfilet waschen, trocken tupfen und beidseitig mit Pfeffer würzen. Das Öl in einer beschichteten Pfanne erhitzen, das Filet darin bei starker Hitze von beiden Seiten jeweils 5–6 Minuten braten. Dann herausnehmen, salzen und abkühlen lassen.

2 Inzwischen die Paprikaschoten abtropfen lassen und grob zerteilen. Die Knoblauchzehe abziehen und dazupressen. Den Aceto balsamico zufügen und alles fein pürieren. Den Frischkäse unterrühren, salzen und pfeffern. Die Petersilie waschen, trocken schütteln, abzupfen und hacken, unter den Dip mischen.

3 Die Tomate waschen, quer in Scheiben schneiden. Das Hähnchenfilet schräg in Scheiben schneiden. Tomate und Fleisch abwechselnd überlappend auf einem Teller auslegen. Den Paprika-Dip dazu anrichten. Nach Belieben mit Petersilie garnieren.

Variante   *Die Röstpaprika durch ½ reife Avocado ersetzen. Das Avocadofleisch aus der Schale lösen, mit der Knoblauchzehe und 1 EL Limettensaft pürieren. Unter den Frischkäse rühren. Mit Salz, Pfeffer und etwas abgeriebener Limettenschale abschmecken. Statt der Petersilie 3 Stängel gehacktes Koriandergrün untermischen.*

137

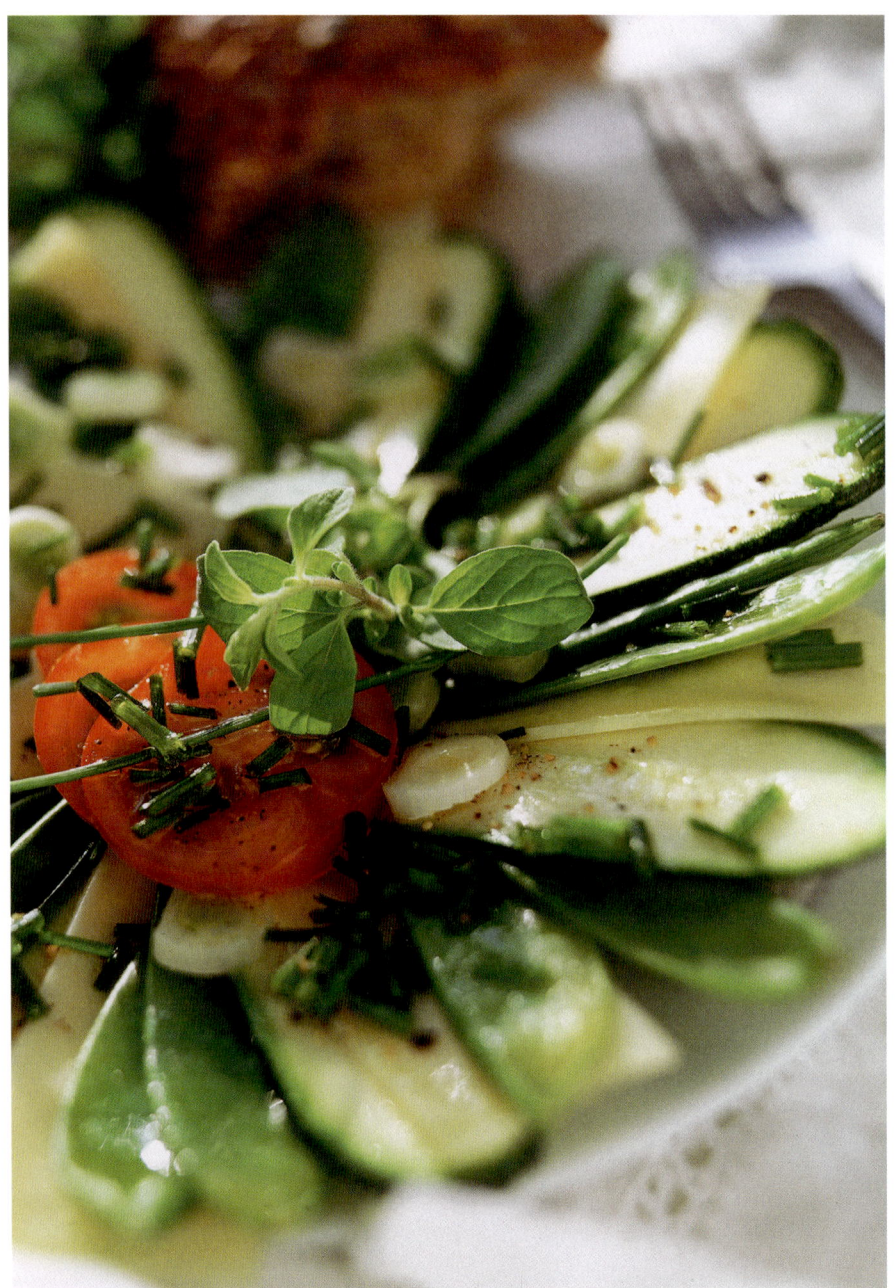

FR   Gemüse-Teller mit Käse

**kaltes
gericht**

für 1 Person   9 Carbs
zeit: 20 Minuten   22 g Eiweiß

» 1 kleiner Zucchino (ca. 125 g)
» Salz
» 40 g Zuckerschoten
» 1 Frühlingszwiebel
» 60 g Emmentaler
   (45 % Fett i.Tr.)
» 1 kleine Strauchtomate
» 1 ½ EL Weißweinessig
» schwarzer Pfeffer
» 1 EL kaltgepresstes Rapsöl
» 1 Stängel Oregano
» 1 EL gehackter Schnittlauch

1 Den Zucchino waschen, putzen und schräg in dünne Scheiben
hobeln oder schneiden. Auf einem Teller ausbreiten, salzen und ziehen lassen. Die Zuckerschoten putzen, in kochendem Salzwasser
1 Minute blanchieren, dann abgießen, kalt abbrausen und abtropfen lassen. Die Frühlingszwiebel waschen, putzen, das Weiße
und Hellgrüne schräg in feine Ringe schneiden. Den Käse und die
gewaschene Tomate in Scheiben schneiden.

2 Die Zucchinischeiben trocken tupfen, abwechselnd überlappend
mit den Zuckerschoten und Käsescheiben auf einem Teller rosettenartig anrichten. Die Tomate in die Mitte legen.

3 Essig, Salz, Pfeffer und Öl verquirlen, über Gemüse und Käse
träufeln. Den Oregano abbrausen, abzupfen und mit dem Schnittlauch obendrauf streuen.

Tauschtipp   *Grüne Welle fürs Gemüse: Je nach Angebot können Sie das
Gemüse auch durch andere Sorten wie Kohlrabi, blanchierte Lauch-
ringe oder grünen Spargel ersetzen.*

Marinierter Spargel mit Bresaola

für 1 Person   2 Carbs
zeit: 20 Minuten   18 g Eiweiß

» 180 g grüner Spargel
» 1 ½ EL Olivenöl
» Salz schwarzer Pfeffer
» 1 EL Weißweinessig
» 1 EL fein gehackter Kerbel
» 30 g Bresaola-Aufschnitt
   (Rinderschinken)
» 1 EL gehobelter Parmesan

1 Den Spargel waschen, die Enden abschneiden und das untere Drittel der Stangen schälen. Dann die Stangen in 4 cm große Stücke schneiden.

2 In einer Pfanne 1 EL Öl erhitzen, den Spargel darin rundherum bei mittlerer Hitze 6–8 Minuten braten. Mit Salz und Pfeffer würzen.

3 Inzwischen den Essig, 1 EL Wasser, Salz und Pfeffer mit dem übrigen Öl gründlich verrühren. Den Kerbel untermischen. Den Spargel in der Vinaigrette wenden. Mit dem Rinderschinken auf einem Teller anrichten. Den Parmesan obendrauf streuen.

Tauschtipp *Außerhalb der Saison den Spargel durch zarte Lauchstangen ersetzen.*

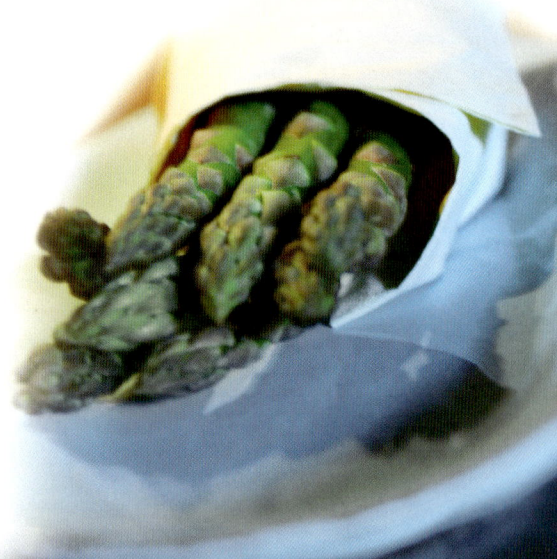

SO Ziegenkäse mit Tomaten-Haube

kaltes gericht

für 1 Person   8 Carbs
zeit: 15 Minuten   32 g Eiweiß

» 75 g Blattsalat-Mischung (küchenfertig geputzt; z. B. Frisée, Radicchio, Feldsalat)
» 4 getrocknete Tomaten (in Öl eingelegt; ca. 40 g)
» 3 Walnusskerne
» 2 Zweige Thymian
» Salz, schwarzer Pfeffer
» 1 EL Aceto balsamico
» 1 runder Ziegenfrischkäse (ca. 125 g)

1 Die Salatblätter waschen und trocken schleudern, auf einem großen Teller auslegen.

2 Die Tomaten aus dem Öl heben, abtropfen lassen und klein hacken. Die Walnüsse ebenfalls fein hacken. Den Thymian abbrausen, die Blättchen abstreifen und hacken. Tomaten, Nüsse und Thymian vermischen, mit Salz und Pfeffer würzen.

3 Für die Vinaigrette den Essig mit 2 EL Wasser, Salz, Pfeffer und 1 EL Tomatenöl verrühren, über den Salat träufeln. Den Ziegenkäse in die Mitte setzen und die Tomaten-Nuss-Mischung daraufhäufen.

Variante   *Auch mit schwarzen Oliven (ohne Stein) on Top anstatt der getrockneten Tomaten schmeckt der Ziegenkäse wie Urlaub in der Provence.*

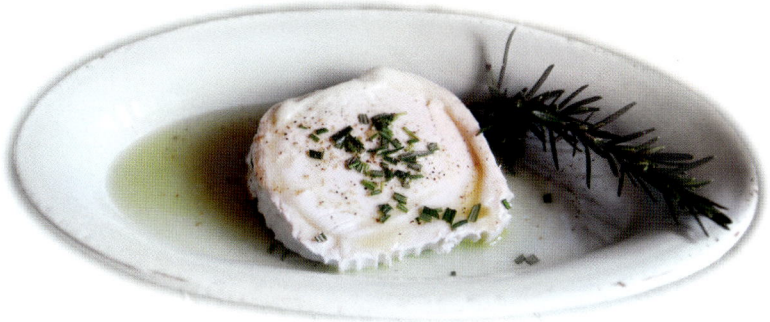

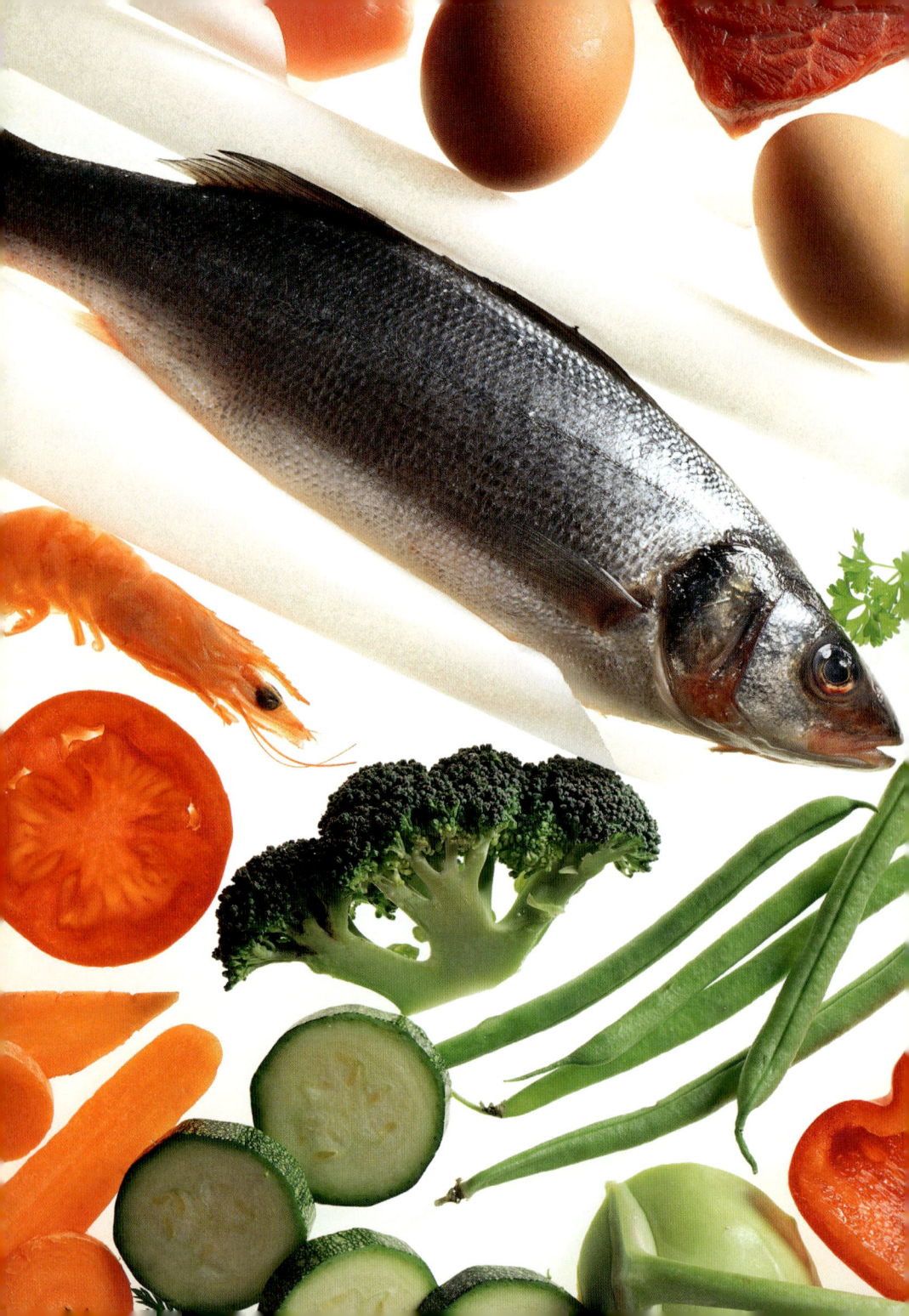

die große carb-tabelle

eiweiß
fett
kohlenhydrate
ballaststoffe

von über **400** lebensmitteln

die große
carb-tabelle

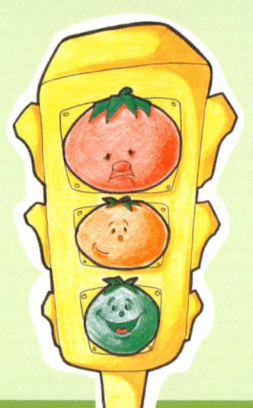

Lassen Sie sich von unseren **roten, gelben** und **grünen Tomaten** durch das Reich der **Genüsse** führen.

Hier finden Sie 412 Lebensmittel mit ihren Carbs, dem Gehalt an Eiweiß, Fett und Ballaststoffen. An der Farbe erkennen Sie auf einen Blick, was gut in ein Low-Carb-Leben passt – und was nicht. Achten Sie auf den Pyramiden-Aufbau (siehe Seite 25) – von der Vitalstoff-Basis dürfen Sie viel genießen. Oben aus dem Luxus-Programm sollten Sie sich nur selten bedienen.

* Carbs = Verdauliche Kohlenhydrate
* Ballaststoffe = unverdauliche Kohlenhydrate

Alle Angaben in Gramm (g);
TK = Tiefkühlkost

1. Vitalstoff-Basis: Das Sammlerprogramm

Lebensmittel	Portion	Eiweiß	Fett	Carbs	Ballast-stoffe	Bewer-tung
		IN GRAMM				

Gemüse

Lebensmittel	Portion	Eiweiß	Fett	Carbs	Ballaststoffe	Bewertung
Artischocke	1 große (150 g)	4	0,2	4	16	
Aubergine	½ mittelgroße (150 g)	2	0,2	4	4	
Avocado	½ mittelgroße (200 g)	4	47	1	13	
Blumenkohl	¼ kleiner Kopf (150 g)	4	0,4	3	4	
Brokkoli	1 kleiner Strunk	5	0,3	4	5	
Buttergemüse, Leipziger Allerlei, TK-Fertiggericht mit Würzsauce	1 Portion (150 g)	5	10	10	3	
Chicorée	1 Kolben (150 g)	2	0,3	3	2	
Chinakohl	¼ Kopf (150 g)	2	0,5	2	3	
Eisbergsalat	¼ kleiner Kopf (100 g)	1	0,2	2	1	
Endiviensalat	3 große Blätter (75 g)	1	0,2	1	1	
Essiggurke	3 Stück (80 g)	0,5	0,2	1	0	
Feldsalat	2 Händevoll (75 g)	1	0,3	1	1	
Fenchel	1 große Knolle (150 g)	4	0,5	4	6	
Frühlingszwiebel	1 Bund (150 g)	3	0,8	5	2	
Grünkohl	¼ Kopf (150 g)	6	1	4	6	

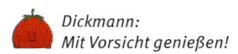 *Dickmann:* Mit Vorsicht genießen!

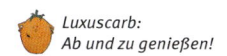 *Luxuscarb:* Ab und zu genießen!

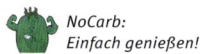 *NoCarb:* Einfach genießen!

Lebensmittel	Portion	Eiweiß	Fett	Carbs	Ballast-stoffe	Bewer-tung
		IN GRAMM				
Gurke	½ kleine (150 g)	0,9	0,3	3	1	
Ingwer	1 kleines Stück (10 g)	0,2	0	1	0	
Kapern, eingelegt	1 EL (10 g)	0,3	0	0	0	
Knoblauch	1 kleine Zehe (2 g)	0,1	0	1	0	
Knollensellerie	¼ kleine Knolle (150 g)	3	0,5	3	6	
Kohlrabi	1 kleine Knolle (150 g)	3	0,2	6	2	
Kopfsalat	5 große Blätter (50 g)	0,6	0,1	1	1	
Kräuter, frisch	1 EL (10 g)	0,4	0	1	0	
Kresse	1 EL (10 g)	0,2	0	0	0	
Kürbis	1 Scheibe (200 g)	3	0,4	10	4	
Lauch	1 dünne Stange (150 g)	3	0,5	5	3	
Mais, Konserve	1 EL (15 g)	0,4	0,2	3	0	
Mangold	1 kleine Staude (200 g)	4	0,6	1	4	
Meerrettich, gerieben	1 TL (5 g)	0,1	0	1	0	
Möhre, gegart	2 mittelgroße (150 g)	1	0,3	5	4	
Möhre, roh	2 mittelgroße (150 g)	2	0,3	7	5	
Möhrensaft	1 Glas (200 ml)	1	0	10	0	
Okraschote	1 kleine Schale (150 g)	3	0,2	11	5	

Lebensmittel	Portion	Eiweiß	Fett	Carbs	Ballast-stoffe	Bewer-tung
		IN GRAMM				
Olive, grün, mariniert	6 Stück (30 g)	0,4	4	1	1	
Olive, schwarz, mariniert	8 Stück (30 g)	0,4	4	1	1	
Pak Choy	½ kleine Staude (150 g)	2	0,5	2	3	
Paprikaschote	1 mittelgroße (150 g)	2	0,5	4	5	
Pastinake	4 Stück (200 g)	3	0,8	24	4	
Petersilienwurzel	2 kleine Wurzeln (100 g)	3	0,5	6	4	
Radicchio	1 kleiner Kopf (80 g)	1	0,2	1	1	
Radieschen	1 Bund (100 g)	1	0,1	2	2	
Rahmgemüse, z. B. Gartengemüse (TK)	1 Portion (150 g)	4	5	8	3	
Rettich	½ Stück (150 g)	2	0,3	3	4	
Rosenkohl	10 Stück (150 g)	6	0,8	4	6	
Rote Bete	1 kleine Knolle (150 g)	2	0,2	13	4	
Rotkohl	¼ kleiner Kopf (150 g)	2	0,3	5	4	
Rucola	2 Händevoll (60 g)	2	0,4	1	1	
Sauerkraut	1 kleiner Teller (150 g)	2	0,5	1	3	
Sauerkrautsaft	1 Glas (200 ml)	2	0	1	1	
Schwarzwurzel	3 Stück (200 g)	2	0,8	3	34	
Spargel	1 Bund (500 g/350 g)	7	0,7	8	5	

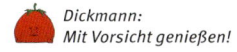
Dickmann:
Mit Vorsicht genießen!

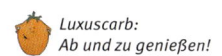
Luxuscarb:
Ab und zu genießen!

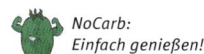
NoCarb:
Einfach genießen!

Lebensmittel	Portion	Eiweiß	Fett	Carbs	Ballast-stoffe	Bewer-tung
		IN GRAMM				
Spinat	1 kleiner Beutel (150 g)	4	0,5	1	4	
Staudensellerie	3 Stangen (150 g)	2	0,3	3	4	
Steckrübe	¼ Knolle (150 g)	2	0,3	11	4	
Süßkartoffel	1 mittelgroße (150 g)	2	0,9	36	5	
Tomate	2 Stück (150 g)	2	0,3	4	2	
Tomatensaft	1 Glas (200 ml)	2	0,3	6	0	
Topinambur	1 mittelgroße Knolle (150 g)	4	0,6	6	18	
Weiße Rübe	1 Knolle (100 g)	1	0,2	5	4	
Weißkohl	⅛ Kopf (150 g)	2	0,3	6	5	
Wirsing	¼ Kopf (150 g)	5	0,6	4	4	
Zucchini	1 kleine (150 g)	2	0,6	3	2	
Zwiebel	1 kleine (50 g)	0,7	0,2	2	1	

Pilze

Lebensmittel	Portion	Eiweiß	Fett	Carbs	Ballast-stoffe	Bewer-tung
Austernpilze	1 Schale (250 g/200 g)	5	0,4	0	12	
Birkenpilze	1 Schale (250 g/200 g)	6	1	0	13	
Butterpilze	1 Schale (250 g/200 g)	2	0,8	1	12	
Champignons	1 Schale (250 g/200 g)	8	0,6	1	4	
Champignons (Konserve)	1 Dose (230 g)	5	1	1	0	

Lebensmittel	Portion	Eiweiß	Fett	Carbs	Ballast-stoffe	Bewer-tung
		IN GRAMM				
Egerlinge	1 Schale (250 g/200 g)	5	0,8	1	4	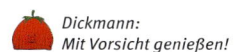
Hallimasch	1 Schale (250 g/200 g)	6	1	0	14	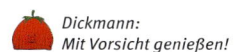
Kräuterseitlinge	1 Schale (250 g/200 g)	9	0	1	6	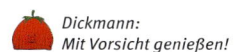
Morcheln, frisch	1 Schale (250 g/200 g)	5	1	1	14	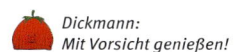
Morcheln, getrocknet	2 EL (10 g)	1	0,3	0	6	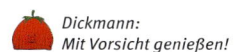
Pfifferlinge	½ Schale (125 g/100 g)	2	0,5	0	5	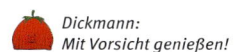
Pfifferlinge (Konserve)	1 Dose (230 g)	5	2	0	11	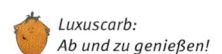
Reizker	1 Schale (250 g/200 g)	6	1	0	11	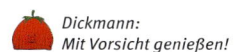
Rotkappe	1 Schale (250 g/200 g)	4	2	1	9	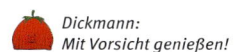
Shiitake	½ Schale (125 g/100 g)	2	0,2	2	10	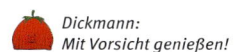
Steinpilze	½ Schale (125 g/100 g)	5	0,4	1	6	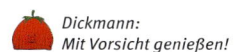
Steinpilze, getrocknet	2 EL (10 g)	3	0,3	0	6	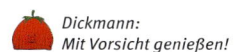

Pflanzenöle/-fette

Lebensmittel	Portion	Eiweiß	Fett	Carbs	Ballast-stoffe	Bewer-tung
Arganöl	1 EL (8 g)	0	8	0	0	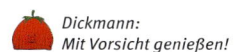
Distelöl	1 EL (8 g)	0	8	0	0	
Erdnussöl	1 EL (8 g)	0	8	0	0	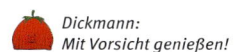
Haselnussöl	1 EL (8 g)	0	8	0	0	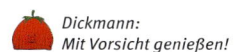
Kokosfett	1 EL (10 g)	0,2	10	0	0	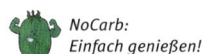

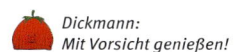
Dickmann:
Mit Vorsicht genießen!

Luxuscarb:
Ab und zu genießen!

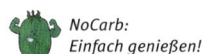
NoCarb:
Einfach genießen!

Lebensmittel	Portion	Eiweiß	Fett	Carbs	Ballast-stoffe	Bewer-tung
			IN GRAMM			
Kürbiskernöl	1 EL (8 g)	0	8	0	0	
Leinöl	1 TL (5 g)	0	5	0	0	
Maiskeimöl	1 EL (8 g)	0	8	0	0	
Margarine, gehärtet	1 EL (15 g)	0	12	0	0	
Olivenöl	1 EL (8 g)	0	8	0	0	
Palmöl	1 EL (8 g)	0	8	0	0	
Rapsöl	1 EL (8 g)	0	8	0	0	
Sesamöl	1 EL (8 g)	0	8	0	0	
Sojaöl	1 EL (8 g)	0	8	0	0	
Sonnenblumenöl	1 EL (8 g)	0	8	0	0	
Walnussöl	1 EL (8 g)	0	8	0	0	

Nüsse & Samen

Lebensmittel	Portion	Eiweiß	Fett	Carbs	Ballast-stoffe	Bewertung
Cashewnüsse	10 Stück (25 g)	1	11	8	1	
Erdnüsse	1 kleine Handvoll (25 g)	3	12	2	3	
Haselnüsse	1 Handvoll (25 g)	3	15	3	2	
Kokosmilch, ungesüßt	2 EL (30 g)	0,1	0,1	0	0	
Kokosnüsse	1 kleine Spalte (50 g)	2	18	2	5	
Kokosraspel	3 EL (15 g)	1	9	0	0	

Lebensmittel	Portion	Eiweiß	Fett	Carbs	Ballast-stoffe	Bewer-tung
		IN GRAMM				
Kürbiskerne	1 ½ EL (15 g)	4	6	0	0	
Leinsamen, ungeschält	1 EL (15 g)	4	5	0	6	
Macadamianüsse	1 Handvoll (25 g)	2	18	0	4	
Mandeln, süß	1 Handvoll (25 g)	5	14	1	4	
Mohnsamen	1 EL (5 g)	1	2	0	1	
Paranüsse	1 Handvoll (25 g)	4	17	1	2	
Pekannüsse	1 Handvoll (25 g)	2	18	1	2	
Pinienkerne	1 EL (15 g)	2	9	3	0	
Pistazienkerne	1 kleine Handvoll (25 g)	5	13	4	2	
Sesamsamen	1 EL (10 g)	3	5	1	1	
Sonnenblumen-kerne	1 EL (15 g)	4	7	2	1	
Walnüsse	1 kleine Handvoll (25 g)	4	16	3	2	

Wasser – mit und ohne Geschmack

Lebensmittel	Portion	Eiweiß	Fett	Carbs	Ballast-stoffe	Bewer-tung
Filterkaffee ohne Zucker	1 Tasse (150 ml)	0,3	0	0	0	
Tee, Kräuter, Früchte	1 Tasse (150 ml)	0	0	0	0	
Tee, schwarzer und grüner	1 Tasse (150 ml)	0,1	0	0	0	
Wasser	1 Glas (200 ml)	0	0	0	0	
Wasser, aroma-tisiert (z. B. Apfel)	1 Glas (200 ml)	0	0	6	0	

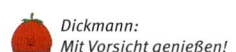 **Dickmann:** Mit Vorsicht genießen!

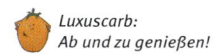 **Luxuscarb:** Ab und zu genießen!

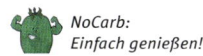 **NoCarb:** Einfach genießen!

2. Eiweiß pur: Das Jägerprogramm

Lebensmittel	Portion	Eiweiß	Fett	Carbs	Ballast-stoffe	Bewer-tung
		IN GRAMM				

Fisch & Meeresfrüchte

Lebensmittel	Portion	Eiweiß	Fett	Carbs	Ballaststoffe	Bewertung
Aal, geräuchert	1 Filet (100 g)	18	29	0	0	
Aal, grün	1 Stück (150 g)	23	37	0	0	
Austern	6 Stück (100 g Muschelfleisch)	9	1	5	0	
Bachsaibling	1 Filet (170 g)	33	4	0	0	
Barsch	2 Filets (150 g)	28	1	0	0	
Bismarckhering (Konserve)	3 Stück (125 g)	19	11	4	0	
Bouillabaisse, Fertiggericht	1 Packung (380 g)	22	5	9	0	
Brasse (Dorade)	1 kleine (350 g/200 g)	32	11	0	0	
Brathering (Konserve)	2 Stück (125 g)	21	19	0	0	
Bückling	1 Stück (300 g/180 g)	38	28	0	0	
Calamari in Backteig, Fertiggericht	1 Teller (150 g)	14	17	26	0	
Felchen (Renke)	1 Stück (350 g/180 g)	32	6	0	0	
Fischfilet à la Bordelaise,	1 Portion (200 g)	26	9	12	0	
Fischfond (Glas)	1 kleines Glas (200 ml)	2	0	1	0	
Fischfrikadellen, Fertiggericht	1 Portion (150 g)	18	3	33	0	
Fischstäbchen, Fertiggericht, gebraten	5 Stück (150 g)	21	29	26	0	

Lebensmittel	Portion	Eiweiß	Fett	Carbs	Ballast-stoffe	Bewer-tung
				IN GRAMM		
Fishmac	1 Stück (144 g)	15	20	37	0	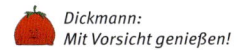
Fish & Dip mit Dillsauce	½ Packung (115 g)	8	7	13	0	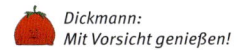
Flunder	1 Stück (400 g/180 g)	30	1	0	0	
Flusskrebse	1 Packung (125 g)	23	2	1	0	
Forelle	1 kleine (350 g/180 g)	43	5	0	0	
Forelle, geräuchert	1 Filet (75 g)	16	3	0	0	
Garnelen	1 Portion (150 g)	25	1	0	0	
Hecht	1 Scheibe (350 g/180 g)	33	2	0	0	
Heilbutt, weiß	1 Filet (200 g)	47	4	0	0	
Hering	2 Filets (150 g)	31	26	0	0	
Heringssalat, roter	1 Becher (150 g)	9	10	17	2	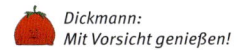
Hummer	½ kleiner (100 g Fleisch)	16	2	0	0	
Jakobsmuscheln	4 Stück (120 g Fleisch)	19	0,1	0	0	
Kabeljau	1 Filet (150 g)	31	1	0	0	
Karpfen	1 Filet (150 g)	27	7	0	0	
Kaviar, Russischer	1 TL (5 g)	1	0,8	0	0	
Kaviarersatz	1 TL (5 g)	0,7	0,3	0	0	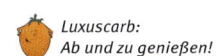
Krabben	1 kleiner Teller (100 g)	19	1	0	0	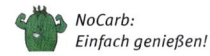

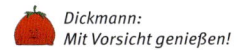

Lebensmittel	Portion	Eiweiß	Fett	Carbs	Ballast-stoffe	Bewer-tung
			IN GRAMM			
Krabbensalat	1 Schale (150 g)	9	15	11	0	
Lachs	1 Steak (200 g/150 g)	30	20	0	0	
Lachs, geräuchert	3 Scheiben (75 g)	21	15	0	0	
Languste	½ Schwanz (150 g Fleisch)	26	2	2	0	
Loup de mer (Seewolf)	1 Filetstück (150 g)	30	5	0	0	
Makrele	1 kleine (350 g/180 g)	34	22	0	0	
Makrele, geräuchert	1 Filet (100 g)	20	13	0	0	
Matjes (Konserve)	3 Filets (150 g)	27	34	0	0	
Meeresfrüchte, gemischt	1 Portion (125 g)	19	1	0	0	
Miesmuscheln	1 Schüssel (750 g/225 g)	22	5	0	0	
Ölsardinen (Konserve)	3 Stück (75 g)	13	8	0	0	
Pangasius	1 Filet (150 g)	21	3	0	0	
Rotbarsch	1 Filet (150 g)	32	6	0	0	
Sardellenfilets, eingelegt	1 Filet (5 g)	2	2	0	0	
Schillerlocke	1 kleines Stück (75 g)	15	7	0	0	
Seelachs	1 Filet (150 g)	32	2	0	0	
Seezunge	1 Filetstück (150 g)	31	3	0	0	
Stockfisch	1 Stück (50 g)	40	1	0	0	

Lebensmittel	Portion	Eiweiß	Fett	Carbs	Ballast-stoffe	Bewer-tung
		IN GRAMM				
Surimi, (Krebs-fleischimitat)	1 Portion (100 g)	8	4	11	0	
Sushi (Maki mit Reis)	8 Stück (150 g)	7	4	40	0	
Thunfisch	1 Scheibe (120 g)	28	19	0	0	
Thunfisch, naturell (Konserve)	1 Dose (140 g, abgetropft)	28	21	0	0	
Zander	1 Filetstück (200 g)	38	1	0	0	

Fleisch

Lebensmittel	Portion	Eiweiß	Fett	Carbs	Ballast-stoffe	Bewer-tung
Big Mac	1 Stück (220 g)	26	25	40	3	
Frikadelle	2 Stück (150 g)	31	9	1	9	
Gyros, Fertiggericht	1 Portion (150 g)	29	17	2	0	
Kalbsfilet	2 Medaillons (180 g)	36	6	0	0	
Kalbsschnitzel	1 Stück (150 g)	31	5	0	0	
Lammfilet	2 Filets (180 g)	37	6	0	0	
Rinderfilet	1 Filetstück (120 g)	25	6	0	0	
Rinderlende (Roastbeef)	2 Scheiben (180 g)	40	8	0	0	
Rinder-Tatar	1 kleiner Teller (120 g)	26	4	0	0	
Schweinefilet	3 Medaillons (150 g)	32	3	0	0	
Schweinehack-fleisch	1 kleiner Teller (150 g)	27	30	0	0	
Schweinekotelett	1 Stück (240 g/200 g)	41	10	0	0	

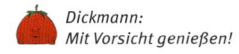 **Dickmann:** Mit Vorsicht genießen!

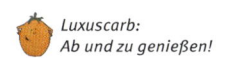 **Luxuscarb:** Ab und zu genießen!

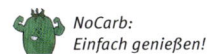 **NoCarb:** Einfach genießen!

Lebensmittel	Portion	Eiweiß	Fett	Carbs	Ballast-stoffe	Bewer-tung
			IN GRAMM			
Schweineschnitzel (Oberschale)	1 Stück (150 g)	33	3	0	0	
Wiener Schnitzel	1 Stück (150 g)	26	17	17	0	
Ziegenlende	3 Medaillons (150 g)	29	12	0	0	

Geflügel

Lebensmittel	Portion	Eiweiß	Fett	Carbs	Ballast-stoffe	Bewer-tung
Chicken Nuggets, Fertiggericht	6 Stück (125 g)	21	20	24	0	
Chicken Wings in Asia-Marinade,	1 kleine Portion (150 g)	29	21	8	0	
Ente	¼ Stück (550 g/200 g)	36	34	0	0	
Gans	⅙ Stück (630 g/200 g)	31	62	0	0	
Huhn (Brathuhn)	½ Stück (600 g/300 g)	60	29	0	0	
Hühnerbrust ohne Haut	1 Filet (150 g)	35	1	0	0	
Putenbrust ohne Haut	1 Schnitzel (150 g)	36	2	0	0	
Putenschenkel	1 Unterschenkel (350 g/200 g)	38	7	0	0	
Strauß	1 Steak (150 g)	35	3	2	0	

Wild

Lebensmittel	Portion	Eiweiß	Fett	Carbs	Ballast-stoffe	Bewer-tung
Hase	1 Keule (350 g/220 g)	66	8	0	0	
Hirsch	2 Medaillons (150 g)	31	5	0	0	
Rehrücken	2 Medaillons (150 g)	34	5	0	0	
Wildschwein	2 Medaillons (160 g)	31	5	0	0	

Lebensmittel	Portion	Eiweiß	Fett	Carbs	Ballast-stoffe	Bewertung
		IN GRAMM				

Wurst

Lebensmittel	Portion	Eiweiß	Fett	Carbs	Ballaststoffe	Bewertung
Bierschinken	2 Scheiben (30 g)	5	3	0	0	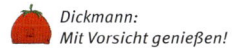
Bratwürstchen	1 Paar (100 g)	17	29	0	0	
Bündner Fleisch	4 Scheiben (30 g)	11	3	0	0	
Currywurst (Kühl-regal), Fertiggericht	1 Portion (220 g)	20	35	24	0	
Fleischkäse (Leberkäse)	1 Scheibe (125 g)	16	34	0	0	
Geflügelwurst, mager	2 Scheiben (30 g)	6	3	0	0	
Kochschinken	1 große Scheibe (30 g)	7	1	0	0	
Lachsschinken	3 Scheiben (30 g)	10	2	0	0	
Leberwurst, grob	1 ½ EL (30 g)	5	9	0	0	
Münchner Weißwurst	1 Paar (125 g)	14	34	0	0	
Rindfleischsülze	2 Scheiben (30 g)	8	1	0	0	
Salami	5 Scheiben (30 g)	6	10	0	0	
Wiener Würstchen	1 Paar (100 g)	10	28	0	0	

Eier

Lebensmittel	Portion	Eiweiß	Fett	Carbs	Ballaststoffe	Bewertung
Ei, gekocht	1 Stück (60 g)	8	7	0	0	
Eigelb	1 Stück (22 g)	4	7	0	0	
Eiweiß	1 Stück (38 g)	4	0,1	0	0	

 Dickmann: Mit Vorsicht genießen!

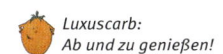 Luxuscarb: Ab und zu genießen!

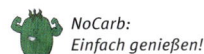 NoCarb: Einfach genießen!

3. Vitalstoff-Plus: Das süße Überlebensprogramm

Lebensmittel	Portion	Eiweiß	Fett	Carbs	Ballast-stoffe	Bewer-tung
				IN GRAMM		

Obst

Lebensmittel	Portion	Eiweiß	Fett	Carbs	Ballast-stoffe	Bewer-tung
Acerolasaft	1 Glas (200 ml)	0,6	0,6	9	0	
Ananas, frisch	3 Scheiben (125 g)	0,5	0,3	16	2	
Apfel, ungeschält	1 kleiner (100 g)	0,3	0,6	11	2	
Apfelmus, gezuckert	1 Schälchen (150 g)	0,3	0,2	29	3	
Apfelringe, getrocknet	5 Stück (25 g)	0,4	0,4	14	3	
Apfelsaftschorle (1 : 3)	1 Glas (200 ml)	0	0	6	0	
Aprikosen-Apfelmark (ohne Zuckerzusatz)	1 Dessert-schälchen (100 g)	0,5	0,5	11	0	
Aprikose	2 mittelgroße (50 g)	0,5	0	4	1	
Aprikose, getrocknet	3 Stück (25 g)	1	0,1	12	2	
Banane, reif	1 kleine (100 g)	1	0,2	21	2	
Birne	1 kleine (100 g)	0,7	0,4	12	3	
Brombeeren	1 Schale (125 g)	2	1	8	4	
Datteln, getrocknet	3 Stück (25 g)	0,5	0,1	16	2	
Erdbeeren	1 Schale (250 g)	2	1	14	4	
Feige	2 mittelgroße (100 g)	1	0,4	13	2	

Lebensmittel	Portion	Eiweiß	Fett	Carbs	Ballast-stoffe	Bewer-tung
		IN GRAMM				
Feige, getrocknet	2 Stück (40 g)	2	0,5	22	5	😊
Fruchtpüree, Kirsche-Apfel (ohne Zucker, Kühlregal)	1 Becher (100 g)	0,5	0,6	12	1	😊
Frucht-Smoothie, Mango-Maracuja (ohne Zucker, Kühlregal)	1 kleines Glas (150 ml)	1	0,5	19	1	😊
Granatapfel	1 kleiner (125 g)	0,9	0,8	21	3	💪
Granatapfelsirup (Grenadine)	2 EL (30 g)	0	0	20	0	😟
Grapefruit	1 kleine (250 g)	2	0,5	19	4	💪
Grapefruitsaft, frisch gepresst	1 Glas (200 ml)	1	0,2	14	0	💪
Heidelbeeren	1 kleine Schale (125 g)	0,9	0,8	8	6	💪
Heidelbeeren (Konserve)	1 Dessert-schälchen (125 g)	0,8	0,8	21	6	😟
Himbeeren	1 kleine Schale (125 g)	2	0,4	6	6	💪
Honigmelone	2 schmale Spalten (125 g)	1	0,1	16	1	😊
Johannisbeeren	1 kleine Schale (125 g)	1	0,3	6	4	💪
Kirschen, süß	1 kleine Schale (125 g)	1	0,4	17	2	😊
Kirschen, sauer (Konserve, Schattenmorellen)	1 Dessert-schälchen (125 g)	1	0,6	23	0	😟
Kiwi	1 große (100 g)	0,9	0,6	9	2	😊

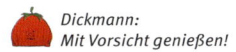
Dickmann: Mit Vorsicht genießen!

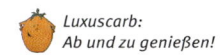
Luxuscarb: Ab und zu genießen!

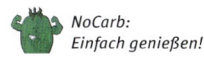
NoCarb: Einfach genießen!

Lebensmittel	Portion	Eiweiß	Fett	Carbs	Ballast-stoffe	Bewer-tung
			IN GRAMM			
Mandarine	1 kleine (50 g)	0,3	0,2	10	2	
Mango	1 halbe (125 g)	0,6	0,6	16	2	
Nektarine	1 mittelgroße (125 g)	1	0	16	3	
Orange	1 mittelgroße (150 g)	2	0,3	12	2	
Orangensaft, frisch gepresst	1 Glas (200 ml)	1	0,4	19	0	
Orangensaft, 100 % Fruchtgehalt	1 Glas (200 ml)	1	0,4	18	0	
Papaya	½ kleine (125 g)	0,8	0,1	3	2	
Pfirsich	1 mittelgroßer (125 g)	0,9	0,1	12	2	
Pfirsich (Konserve, gezuckert)	1 Hälfte (60 g)	0,2	0,1	11	0	
Pflaumen	3 Stück (100 g)	0,6	0,2	10	2	
Pflaumen, getrocknet	4 Stück (25 g)	0,6	0,2	12	1	
Rosinen	2 TL (15 g)	0,3	0	10	0,8	
Sanddorn-Fruchtsauce (mit Honig)	1 EL (15 g)	0,2	0,7	5	0	
Stachelbeeren	1 kleine Schale (125 g)	1	0,3	9	4	
Wassermelone	1 kleine Spalte (125 g)	0,8	0,3	10	0	
Weintrauben, grün	1 kleine Rispe (125 g)	0,9	0,4	19	2	
Zitrone	1 halbe (30 g)	0,2	0,2	1	1	
Zitronensaft, frisch gepresst	2 EL (20 g)	0,1	0	0	0	

4. Eiweiß plus: Das Bauernprogramm I

Lebensmittel	Portion	Eiweiß	Fett	Carbs	Ballast-stoffe	Bewer-tung
			IN GRAMM			

Hülsenfrüchte & Sojaprodukte

Lebensmittel	Portion	Eiweiß	Fett	Carbs	Ballast-stoffe	Bewertung
Belugalinsen, getrocknet	2 Händevoll (40 g)	9	0,6	20	3	💪
Bohnen, weiß (Konserve)	½ kleine Dose (125 g)	11	1	20	9	💪
Brechbohnen	1 kleiner Teller (150 g)	4	0,3	5	5	💪
Erbsen (TK)	1 kleiner Teller (125 g)	7	0,5	15	4	🧡
Kichererbsen (Konserve)	½ kleine Dose (125 g)	9	3	20	6	💪
Kidneybohnen (Konserve)	½ Dose (125 g)	7	0,4	12	7	💪
Linsen, rote, getrocknet	2 Händevoll (40 g)	10	0,6	20	5	💪
Mungbohnen-sprossen	1 Handvoll (30 g)	1	0	1	2	💪
Prinzessbohnen (TK)	1 kleiner Teller (150 g)	3	0,2	5	5	💪
Riesenbohnen, weiß (Konserve)	¼ Dose (100 g)	5	0,3	7	0	💪
Sojaaufstrich wie Leberwurst	2 EL (30 g)	2	6	1	0	🧡
Sojabohnen, getrocknet	2 Händevoll (40 g)	15	7	10	4	💪
Sojasprossen	1 kleine Handvoll (30 g)	2	0	2	1	💪
Tofu, natur	½ Stück (100 g)	16	9	2	1	💪
Zuckerschoten	1 kleine Schale (125 g)	5	0,3	15	6	🧡

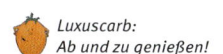
Dickmann:
Mit Vorsicht genießen!

Luxuscarb:
Ab und zu genießen!

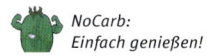
NoCarb:
Einfach genießen!

Lebensmittel	Portion	Eiweiß	Fett	Carbs	Ballast-stoffe	Bewer-tung
			IN GRAMM			

Milch & Milchprodukte

Lebensmittel	Portion	Eiweiß	Fett	Carbs	Ballast-stoffe	Bewertung
Bergkäse (50 %)	1 Scheibe (30 g)	8	9	0	0	
Butter	1 EL (15 g)	0,1	12	0	0	
Butterkäse (60 %)	1 Scheibe (30 g)	5	10	0	0	
Buttermilch	1 Glas (200 ml)	7	1	8	0	
Camembert (55 %)	1 Ecke (30 g)	6	9	0	0	
Dickmilch (3,5 %)	1 Becher (200 g)	7	7	8	0	
Doppelrahm-frischkäse (65 %)	2 EL (30 g)	2	6	1	0	
Emmentaler (45 %)	1 Scheibe (30 g)	9	9	0	0	
Feta (45 %)	1 kleines Stück (30 g)	5	7	0	0	
Gorgonzola	1 kleines Stück (30 g)	6	9	0	0	
Gouda (40 %)	1 Scheibe (30 g)	7	7	0	0	
Harzer Käse	1 Taler (30 g)	9	0,2	0	0	
Hüttenkäse (20 %)	1 Becher (200 g)	25	9	6	0	
Joghurt (3,5 %)	1 Becher (150 g)	5	6	6	0	
Kefir (3,5 %)	1 Glas (200 ml)	7	7	8	0	
Leerdamer (45 %)	1 Scheibe (30 g)	8	8	0	0	
Mango-Lassi (3,5 %), Fertigprodukt	1 Becher (250 g)	7	7	33	0	

Lebensmittel	Portion	Eiweiß	Fett	Carbs	Ballast-stoffe	Bewer-tung
		IN GRAMM				
Mascarpone	2 EL (30 g)	1	12	1	0	
Milch, frisch (1,5 %)	1 Glas (200 ml)	7	3	10	0	
Milch, frisch (3,5 %)	1 Glas (200 ml)	7	7	10	0	
Mozzarella	½ Kugel (60 g)	11	11	1	0	
Parmesan (52 %)	1 EL (10 g)	4	3	0	0	
Quark (20 %)	1 kleiner Becher (250 g)	23	9	7	0	
Ricotta (13 %)	2 EL (30 g)	2	3	1	0	
Romadur (50 %)	1 dicke Scheibe (30 g)	5	10	0	0	
Sahne (32 %)	1 EL (15 g)	0,4	5	0	0	
Sauerrahm (10 %)	1 EL (15 g)	0,5	0,2	0	0	
Schmand (24 %)	1 EL (15 g)	0,4	4	1	0	
Schmelzkäse (10 %)	1 EL (15 g)	3	1	0	1	
Tilsiter (55 %)	1 Scheibe (30 g)	6	10	0	0	
Ziegenfrischkäse (45 %)	2 EL (30 g)	3	4	1	0	
Ziegenmilch (3,2 %)	1 Glas (200 ml)	6	7	9	0	

Dickmann:
Mit Vorsicht genießen!

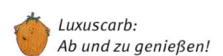
Luxuscarb:
Ab und zu genießen!

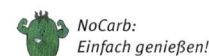
NoCarb:
Einfach genießen!

Lebensmittel	Portion	Eiweiß	Fett	Carbs	Ballast-stoffe	Bewer-tung
			IN GRAMM			

Müsli & Flocken

Lebensmittel	Portion	Eiweiß	Fett	Carbs	Ballaststoffe	Bewertung
Bircher Müsli	1 Becher (150 g)	5	4	29	2	
Frischkornbrei	1 kleine Schüssel (150 g)	6	13	27	5	
Früchtemüsli ohne Zucker	3 EL (30 g)	3	2	19	3	
Haferbrei	1 Teller (150 g)	8	6	18	2	
Haferflocken, Vollkorn	2 EL (30 g)	4	2	18	3	
Müsliriegel mit Frucht	1 Riegel (25 g)	2	2	19	1	
Weizenkleie	1 EL (10 g)	3	1	3	2	

Vollkornprodukte

Lebensmittel	Portion	Eiweiß	Fett	Carbs	Ballaststoffe	Bewertung
Amaranth	1 EL (15 g)	2	1	9	0	
Bulgur	4 EL (40 g)	4	0,4	28	4	
Couscous	1 EL (10 g)	1	0,2	6	1	
Dinkelvollkornmehl	1 EL (10 g)	1	0,3	6	1	
Dinkelvollkornbrot	1 Scheibe (50 g)	5	3	19	3	
Grahambrot	1 Scheibe (45 g)	3	0,7	18	3	
Hirse	1 EL (15 g)	2	0,6	10	1	
Leinsamenbrot	1 Scheibe (40 g)	2	1	14	4	

Lebensmittel	Portion	Eiweiß	Fett	Carbs	Ballast-stoffe	Bewer-tung
		IN GRAMM				
Maisgrieß (Polenta)	1 EL (15 g)	1	0,2	11	0	
Mehrkornvoll-kornbrot	1 Scheibe (40 g)	3	0,8	17	4	
Müslibrot mit Trockenfrüchten	1 Scheibe (40 g)	3	1	15	3	
Naturreis	3 EL (40 g, roh)	3	0,9	30	1	
Pumpernickel	1 Scheibe (60 g)	3	1	21	6	
Quinoa	1 EL (15 g)	2	0,8	9	1	
Roggenvollkorn-mehl	1 EL (10 g)	1	0,2	6	1	
Roggenvollkorn-brot	1 Scheibe (40 g)	3	0,4	16	3	
Vollkornnudeln	40 g, roh	7	1	26	3	
Vollkorn-Sandwichbrot	1 Scheibe (35 g)	3	2	15	2	
Weizenvollkorn-mehl	1 EL (10 g)	1	0,2	6	1	
Wildreis	40 g, roh	5	0,2	29	1	

6. Das Luxusprogramm: Leere Kohlenhydrate

Lebensmittel	Portion	Eiweiß	Fett	Carbs	Ballast-stoffe	Bewer-tung
		IN GRAMM				

Flakes & Co

Lebensmittel	Portion	Eiweiß	Fett	Carbs	Ballast-stoffe	Bewer-tung
Choco Crispies	5 EL (30 g)	2	0,8	26	1	
Corn Flakes	5 EL (30 g)	2	0,3	25	1	
Joghurtmüsli	3 EL (30 g)	3	4	19	2	

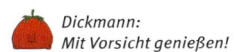
Dickmann:
Mit Vorsicht genießen!

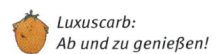
Luxuscarb:
Ab und zu genießen!

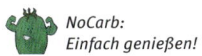
NoCarb:
Einfach genießen!

Lebensmittel	Portion	Eiweiß	Fett	Carbs	Ballast-stoffe	Bewer-tung
		IN GRAMM				
Knuspermüsli	3 EL (30 g)	3	5	19	2	
Schokomüsli	3 EL (30 g)	3	4	19	2	
Weizenpops	5 EL (30 g)	2	0,5	25	1	

Brot & Brötchen

Lebensmittel	Portion	Eiweiß	Fett	Carbs	Ballast-stoffe	Bewer-tung
Bagel	1 Stück (110 g)	8	7	46	3	
Baguette	2 kleine Scheiben (40 g)	5	0,8	22	1	
Butterzopf	1 Scheibe (50 g)	4	4	26	1	
Ciabatta	1 Scheibe (40 g)	3	0,4	20	1	
Croissant	1 Stück (60 g)	4	17	24	2	
Knäckebrot	2–3 Scheiben (30 g)	2	2	20	4	
Laugenbrezel	1 Stück (60 g)	6	1	27	1	
Mohnbrötchen	1 Stück (60 g)	5	1	33	2	
Roggenmischbrot	1 Scheibe (55 g)	4	0,7	24	3	
Rosinenstuten	1 Scheibe (55 g)	3	3	29	2	
Schoko-Croissant	1 Stück (90 g)	6	27	39	2	
Weißbrot	1 Scheibe (45 g)	4	0,5	22	1	
Weizenbrötchen	1 Stück (45 g)	3	0,6	25	1	
Weizenmischbrot	1 Scheibe (50 g)	4	1	22	2	

Lebensmittel	Portion	Eiweiß	Fett	Carbs	Ballast-stoffe	Bewer-tung
		IN GRAMM				

Kartoffeln

Lebensmittel	Portion	Eiweiß	Fett	Carbs	Ballaststoffe	Bewertung
Gnocchi	1 Teller (150 g)	5	1	51	2	🍅
Kartoffelbrei	1 Teller (200 g)	4	6	25	5	🍅
Kartoffelknödel	1 Stück (150 g)	3	0,3	36	5	🍅
Kartoffelpuffer	2 Stück (200 g)	5	4	44	4	🍅
Kartoffelwedges	1 Portion (150 g)	4	8	31	5	🍅
Kroketten	8 Stück (150 g)	5	14	43	5	🍅
Pellkartoffel	2 kleine (80 g)	1	0,1	12	1	🥔
Pommes frites	1 kleine Tüte (80 g)	14	17	29	3	🍅
Rösti	2 Stück (100 g)	2	9	25	3	🍅
Schupfnudeln	1 Teller (200 g)	10	4	60	6	🍅

Teigwaren & Reis

Lebensmittel	Portion	Eiweiß	Fett	Carbs	Ballaststoffe	Bewertung
Basmati-Reis	40 g, roh	3	0,3	31	0	🥔
Klebreis	40 g, roh	2	0,2	33	0	🍅
Milchreis	40 g, roh	3	0,3	31	0	🍅
Nudeln, Hartweizengrieß	40 g, roh	8	0,6	30	0	🍅
Risottoreis	40 g, roh	3	0,5	31	1	🍅
Semmelknödel	1 Stück (90 g)	4	1	24	2	🍅

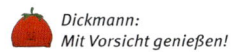 Dickmann:
Mit Vorsicht genießen!

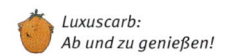 Luxuscarb:
Ab und zu genießen!

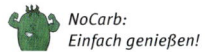 NoCarb:
Einfach genießen!

Lebensmittel	Portion	Eiweiß	Fett	Carbs	Ballast-stoffe	Bewer-tung
			IN GRAMM			
Spätzle	1 Portion (125 g)	8	4	32	2	
Tortellini, Ricotta-Spinat-Füllung	1 Teller (125 g)	10	3	38	2	

Süßigkeiten & Knabbereien

Lebensmittel	Portion	Eiweiß	Fett	Carbs	Ballast-stoffe	Bewer-tung
Amerikaner	1 Stück (100 g)	5	8	63	0	
Apfelkuchen mit Mürbeteig	1 Stück (200 g)	4	10	55	5	
Brownie	1 Stück (85 g)	5	22	36	3	
Chips	1 große Handvoll (25 g)	2	9	12	1	
Donut, Schoko	1 Stück (80 g)	4	18	36	2	
Gummibärchen	1 Handvoll (30 g)	3	0	23	0	
Kaiserschmarrn	1 großer Teller (250 g)	16	24	54	0	
Käsekuchen	1 Stück (180 g)	13	23	54	1	
Lakritze	1 Handvoll (30 g)	0,3	0,1	26	0	
Lebkuchen	1 Stück (30 g)	2	4	19	1	
Marmorkuchen	1 Stück (85 g)	5	22	38	1	
Muffin mit Heidelbeeren	1 Stück (130 g)	7	29	56	1	
Müsliriegel mit Zucker	1 Stück (25 g)	2	5	10	1	
Sahnepudding, Vanille	1 Portion (150 g)	5	15	26	0	
Salzstangen	1 Handvoll (25 g)	3	1	18	0	

Lebensmittel	Portion	Eiweiß	Fett	Carbs	Ballast-stoffe	Bewer-tung
		IN GRAMM				
Schokolade, Vollmilch	1 Rippe (20 g)	1	6	12	0	
Schokoladen-Cookie	1 Stück (75 g)	4	18	43	2	
Stollen	1 Stück (50 g)	3	10	27	2	
Vanilleeis	1 Kugel (40 g)	2	3	11	0	
Wasabi-Erdnüsse	1 Handvoll (30 g)	4	9	14	1	

Süße und alkoholische Getränke

Lebensmittel	Portion	Eiweiß	Fett	Carbs	Ballast-stoffe	Bewer-tung
Bionade, Ingwer-Orange	1 Flasche (330 ml)	0	0	14	0	
Colagetränk	1 Glas (200 ml)	0	0	22	0	
Exportbier, hell	1 Flasche (330 ml)	2	0	11	0	
Frappé, Mocca-Schokolade	1 Becher (440 ml)	8	13	35	1	
Heiße Schokolade, gezuckert	1 Tasse (150 ml)	6	6	19	2	
Limonade	1 Glas (200 ml)	0	0	18	0	
Milchkaffee, ohne Zucker	1 Glas/1 Tasse (200 ml)	4	4	6	0	
Milchshake, Vanille	1 Glas (180 ml)	5	5	36	0	
Radler (Verhältnis 1 : 1)	1 Glas (200 ml)	0,5	0	14	0	
Schnaps	1 Stamperl (20 ml)	0	0	0	0	
Sportgetränk, Isodrinks	1 Glas (200 ml)	0,1	0,1	14	0	
Wein, halbtrocken	1 Glas (200 ml)	0,1	0	5	0	

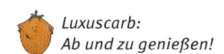

Dickmann:
Mit Vorsicht genießen!

Luxuscarb:
Ab und zu genießen!

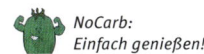

NoCarb:
Einfach genießen!

sachregister

Impressum

10. Auflage

Originalausgabe © 2011 by Wilhelm Heyne Verlag, München in der Verlagsgruppe Random House GmbH
www.heyne.de

Redaktion: Marion Grillparzer, Ernst Dahlke
Layout: Katharina Schweissguth, München
Coverdesign: Martina Eisele, Grafikdesign, München
Satz und Lithos: Buch-Werkstatt GmbH, Bad Aibling
Druck und Bindung: Druckerei Uhl, Radolfzell

Printed in Germany

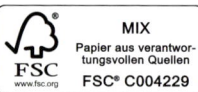

MIX
Papier aus verantwor-
tungsvollen Quellen
FSC® C004229
www.fsc.org

Verlagsgruppe Random House FSC®-N001967
Das für dieses Buch verwendete
FSC®-zertifizierte Papier *Euro Bulk* mit 1,1 f. Volumen
liefert exklusiv Papier Union.

ISBN: 978-3-453-17923-3

Haftungsausschluss

Danksagung

Mein herzlicher Dank gilt Marion Grillparzer für Ihre großartige Unterstützung sowie Marion Kittler für die Kreation der Rezepte.

Bildnachweis

Getty Images: 5 (Wouters), 10 u. 4 (Hall), 11 (Davies and Starr), 12 u. 6 (Mammey), 13 u. 6 (Dazeley), 30 (Steinweg), 60 (Commercial Eye), 84 (AFP), 88 (Barto), 96 (Juice Images), 114 (Makoto Fujio); **jump fotoagentur:** 68 (Pfanneberg), 86, 94 (Sandkühler), 106 (Vey), 111 (Sunny); **Stockfood:** 14 u. 5 (Foodfolio), 21 (Schliack, Foodcollection, Wieder), 52 (Newedel); 53 (Krüger/Gross), 112 (Bonisolli), 115 (Garlick), 118 (Peterson), 119 (Lipov), 126 (Giblin), 142 (Kerth); **Strunz privat:** 8; **panthermedia.net:** 29 (Banneke-Wilking); **Marcel Weber:** 39; **Plainpicture:** 54 (Briere), 70 (hamidanoglu); **Grillparzer:** 76, 79, 122, 131, 132, 140, 141; **Plewinski:** 120, 123, 129, 133, 134, 138; Freisteller: **Südwest Verlag, München**

metabolic power

das grundlagenbuch

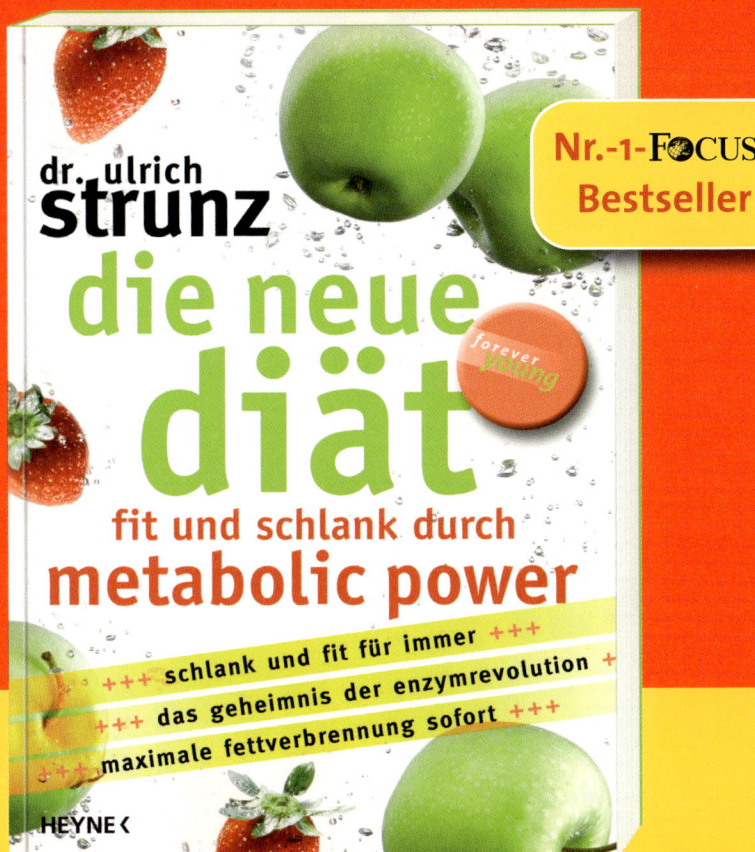

HEYNE ‹

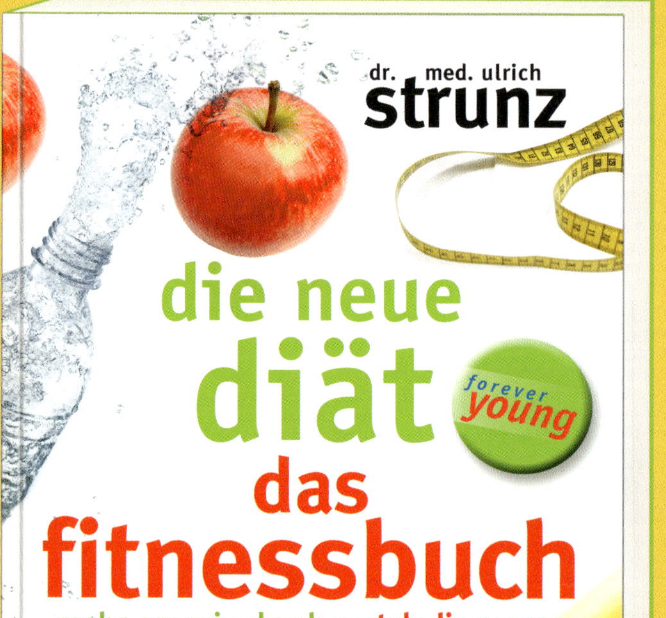

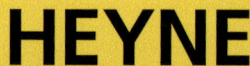